Geburtenrückgang und Bekämpfung der Säuglingssterblichkeit

Von

Dr. jur., Dr. med. h. c. von Behr-Pinnow
Kabinettsrat a. D.

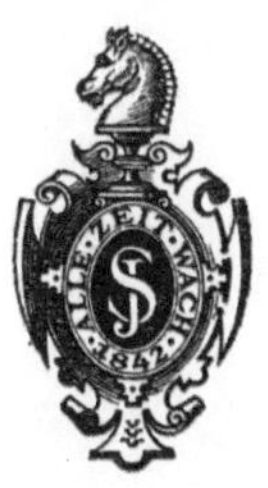

Springer-Verlag Berlin Heidelberg GmbH
1913

ISBN 978-3-662-23664-2   ISBN 978-3-662-25750-0 (eBook)
DOI 10.1007/978-3-662-25750-0

Inhaltsübersicht.

Teil I.
Der Geburtenrückgang.

Die Bevölkerungsbewegung Deutschlands in bezug auf das erste Lebensjahr läßt sich leider nur seit 1900 mit genauen Zahlen verfolgen, da erst seit diesem Jahre eine offizielle statistische Sonderung der Sterbefälle nach Altersklassen eingeführt ist. Um einen Überblick über die Säuglingssterblichkeit im letzten Vierteljahrhundert zu gewinnen, müssen die Zahlen des größten Bundesstaates Preußen herangezogen werden, die ich für das verflossene Vierteljahrhundert (1887—1911) in der umstehenden Tabelle zusammengestellt habe[1]).

Hiernach ergibt sich ein ziemlich regelmäßiges Ansteigen der absoluten Geburtenanzahl bis zum Jahre 1901, dann treten starke Schwankungen bis zur Höchstzahl im Jahre 1906 ein, und von da erfolgt mit Ausnahme eines Aufschnellens 1908 ein regelmäßiges Sinken, das sich am deutlichsten mit einem Sturz im letzten Jahre 1911 zeigt. Ein außerordentlich wechselvolles Bild zeigt der absolute Überschuß der Lebendgeborenen über die Gestorbenen, der 1906 seinen Gipfelpunkt mit nahezu 600000 erreicht und in den folgenden 5 Jahren trotz einer Bevölkerungsvermehrung von rund $^3/_4$ Millonen um rund 100000 zurückgegangen ist; $^9/_{10}$ dieses Rückganges entfallen auf das Jahr 1911.

Seit dem genannten Jahre 1906 ist der prozentuale Überschuß der Lebendgeborenen über die Gestorbenen ganz regelmäßig gesunken, und zwar von 15,8 auf 12,2 p. M., wobei allerdings das Jahr 1911 mit einer Abnahme von 2,4 p. M. einen Ausnahmefall darstellen dürfte. Sehr auffallend ist das Sinken der Geburtenziffer, die 1887 am höchsten war, und in den 19 Jahren bis 1906 um beinahe ebensoviel auf das Tausend der Einwohner sank als in den fünf Jahren von da bis 1911.

---

[1]) Die Zahlen sind mir dankenswerterweise durch Vermittlung des Herrn Geheimrat B e h l a vom Preußischen Statistischen Landesamt gegeben worden.

Die Geburten, Eheschließungen und Sterbefälle in Preußen während der Jahre 1887 bis 1911.

Spaltenüberschriften: 1 Jahr — 2 Zahl der Einwohner — Zahl der: 3 Geborenen überhaupt (einschl. Totgeb.), Lebendgeborenen: 4 insgesamt, 5 ehelich, 6 außerehelich — 7 Auf 100 ehel. Geb. k. außerehel. Geb. — Gestorbene (ausschl. Totgeborene): 8 überhaupt, Kinder im 1. Lebensjahr: 9 zusammen, 10 eheliche, 11 außereheliche — 12 Auf 1000 Einw. kamen Gestorbene (ausschl. Totgeb.) — Auf 1000 Lebendgeborene kommen gestorbene Kinder (jeder Kategorie) bis 1 Jahr alt: 13 insgesamt, 14 eheliche, 15 außereheliche — 16 Auf 1000 Einw. kom. Geb. überh. (einschl. Totgeb.) — Zahl der geschlossenen Ehen: 17 insgesamt, 18 auf 1000 Einw. — Überschuß der Lebendgeborenen (Spalte 4) auf die Gestorbenen (Spalte 8): 19 überhaupt, 20 auf 1000 Einwohn.

1	2	3	4	5	6	7	8	9	10	11	12	13	14	15	16	17	18	19	20
1887	28 836 793	1 128 901	1 084 995	997 007	87 988	8,8	686 170	216 316	186 412	29 904	23,8	199,4	187,0	339,9	39,1	229 999	8,0	398 825	13,8
1888	29 164 155	1 133 998	1 091 218	1 005 224	85 994	8,6	665 429	216 263	186 541	29 722	22,8	198,2	185,6	345,6	38,9	233 421	8,0	425 789	14,6
1889	29 491 517	1 136 588	1 094 504	1 008 542	85 962	8,5	682 719	226 862	195 473	31 389	23,2	207,3	193,8	365,1	38,6	240 996	8,2	411 785	14,0
1890	29 818 879	1 130 120	1 092 158	1 008 557	83 601	8,3	717 143	229 205	199 170	30 035	24,0	209,9	197,5	359,3	37,9	244 657	8,2	375 015	12,6
1891	30 176 929	1 177 209	1 138 163	1 052 017	86 146	8,2	689 417	228 452	197 830	30 622	22,8	200,7	188,0	355,5	39,0	245 906	8,1	448 746	14,9
1892	30 556 897	1 143 904	1 106 503	1 022 062	84 441	8,3	714 654	233 752	202 851	30 901	23,4	211,3	198,5	365,9	37,4	245 447	8,0	391 849	12,8
1893	30 936 865	1 195 393	1 156 250	1 068 252	87 998	8,2	746 478	238 637	207 466	31 170	24,1	206,4	194,2	354,2	38,6	248 348	8,0	409 772	13,2
1894	31 316 833	1 182 833	1 143 044	1 053 453	89 591	8,5	679 793	223 718	193 402	30 316	21,7	195,7	183,6	338,4	37,8	250 960	8,0	463 251	14,8
1895	31 696 801	1 208 215	1 167 927	1 078 819	89 108	8,3	689 629	247 138	213 736	33 402	21,8	211,6	198,1	374,8	38,1	253 729	8,0	478 298	15,1
1896	32 160 485	1 226 107	1 185 284	1 092 490	92 794	8,5	666 677	226 842	196 358	30 484	20,7	191,4	179,7	328,5	38,1	264 822	8,2	518 607	16,1
1897	32 683 962	1 234 177	1 193 860	1 101 524	92 336	8,4	682 868	244 463	211 336	33 127	20,9	204,8	191,9	358,8	37,8	274 693	8,4	510 992	15,6
1898	33 207 439	1 260 297	1 219 360	1 126 040	93 320	8,3	665 018	235 529	203 754	31 775	20,0	193,2	180,9	340,5	38,0	280 394	8,4	554 342	16,7
1899	33 730 916	1 265 923	1 225 454	1 134 210	91 244	8,0	720 581	250 163	217 166	32 997	21,4	204,1	191,5	360,6	37,5	287 408	8,5	504 873	15,0
1900	34 254 393	1 275 712	1 235 719	1 146 274	89 445	7,8	745 423	262 550	228 424	34 126	21,8	212,5	199,3	381,5	37,2	293 064	8,6	490 296	14,3
1901	34 801 604	1 301 092	1 260 379	1 170 816	89 563	7,6	713 673	251 695	219 848	31 847	20,5	199,7	187,8	355,6	37,4	288 567	8,3	546 706	15,7
1902	35 365 767	1 295 914	1 255 686	1 167 638	88 048	7,5	677 293	215 661	189 593	26 068	19,2	171,7	162,4	296,1	36,6	281 532	8,0	578 393	16,4
1903	35 929 930	1 274 666	1 235 213	1 149 573	85 640	7,4	707 950	239 858	210 962	28 896	19,7	194,2	183,5	337,4	35,5	285 384	7,9	527 263	14,7
1904	36 494 093	1 304 697	1 264 534	1 176 224	88 310	7,5	702 147	233 842	205 585	28 257	19,2	184,9	174,8	320,0	35,8	294 732	8,1	562 387	15,4
1905	37 058 256	1 279 992	1 241 620	1 153 331	88 289	7,7	726 679	245 981	215 630	30 351	19,6	189,1	187,0	343,8	34,5	299 988	8,1	514 941	13,9
1906	37 628 378	1 308 912	1 269 611	1 178 923	90 688	7,7	673 669	224 764	197 280	27 484	17,9	177,0	167,3	303,1	34,8	309 922	8,2	595 942	15,8
1907	38 202 757	1 298 291	1 259 636	1 166 596	93 040	8,0	680 949	212 031	185 298	26 733	17,8	168,3	158,8	287,3	34,0	313 039	8,2	578 687	15,1
1908	38 777 136	1 308 283	1 269 399	1 174 151	95 248	8,1	693 724	218 978	190 602	28 376	17,9	172,5	162,3	297,9	33,7	311 131	8,0	575 675	14,8
1909	39 351 515	1 287 030	1 249 040	1 153 242	95 798	8,3	667 782	204 314	177 704	26 610	17,0	163,6	154,1	277,8	32,7	307 904	7,8	581 258	14,8
1910	39 925 894	1 256 613	1 219 447	1 125 001	94 446	8,4	637 982	191 901	166 504	25 397	16,0	157,4	148,0	168,9	31,5	310 415	7,8	581 465	14,6
1911	40 500 283	1 225 091	1 189 217	1 095 785	93 432	8,5	696 854	223 229	194 191	29 038	17,2	187,7	177,2	310,8	30,2	321 151	7,9	492 363	12,2
1912	(vorläufige Zahlen)	1 184 036					636 078	171 382			15,4	144,7							

Die Säuglingssterblichkeit mit ihren sehr wesentlich durch heiße Sommer bedingten Gipfeln schwankt naturgemäß sehr, sie erreichte 1900 den Satz von 212,5 auf das Tausend der Lebend-geborenen und fiel von 1905 an bis 1910 fast regelmäßig mit im ganzen 40,7 p. M., um infolge des heißen Sommers 1911 wieder um 33,0 p. M. zu steigen.

Die Zahl der unehelichen Geburten sank von 1887 unter kleinen Wellenbewegungen bis zum Jahre 1903 von 8,8% auf 7,4% der ehelich Geborenen und ist seitdem regelmäßig gestiegen, und zwar bis auf 8,5%. Es darf angenommen werden, daß ohne die zweifellos stark gestiegenen präventiven Maßnahmen zur Ver-hütung von Folgen des Geschlechtsverkehrs und ohne die un-bedingt erheblich vermehrte Zahl der künstlichen Aborte der Verhältnissatz der unehelichen Geburten die Höchstziffer von 1887 mindestens wieder erreicht haben würde.

Neben den erfreulichen Tatsachen des Rückganges der all-gemeinen und der Säuglingssterblichkeit sind sehr unerfreuliche Beobachtungen zu machen, und zwar in bezug auf das Steigen der unehelichen Geburten, auf die Abnahme der Geburtenziffer und die allzusehr schwankenden Erfolge in der Bekämpfung der Säuglingssterblichkeit. Der letzte Punkt ist um so schwerer zu werten, als Vergleiche des in sozial-hygienischer Beziehung so hoch stehenden Deutschlands mit den anderen Kulturländern gerade hier ungewöhnlich stark zu seinen Ungunsten ausfallen.

Der Bekämpfung der Säuglingssterblichkeit hat man lange Zeit hindurch ein kontraselektorisches Wirken vorgeworfen. Es ist zwar sicher wahr: wenn die allzu kränkliche Blüte vertrocknet, ehe sie zu einer kranken Frucht wird, die nutzlos dem Baume Kräfte entzieht, die sonst gesunden Ansätzen zugute kämen, so ist das gut. Je eher das Menschenkind stirbt, dem das Siegel eines frühzeitigen Endes nach stetem Hinkümmern aufgedrückt ist, desto besser ist es; die nutzlos mühsam verlängerte Lebens-dauer steigert den Schmerz des Verlustes, bedingt wirtschaft-liche Schädigungen und steht auch vielleicht einem Ersatz hindernd entgegen. Der Haushalt der Familien und damit der des Volkes wird nutzlos belastet. Erreichen aber gar diese allzu zarten Geschöpfe das zeugungsfähige Alter und vermehren sich, dann tragen sie zur Verschlechterung des Volksdurch-schnittes bei.

Wenn die große Mehrzahl der Todesfälle im ersten Lebensjahre wirklich nur solche Gründe hätte, wenn sie wirklich eine natürliche Auslese darstellte, dann wäre es im Interesse eines gesunden Volkes verkehrt, die Säuglingssterblichkeit einzudämmen, sich dem Walten der Natur entgegenzustemmen. Es ist aber unwiderleglich nachgewiesen, daß ein sehr großer Teil der zugrunde gehenden Säuglinge physisch lebensberechtigt ist, daß sich der natürlichen Auslese eine unnatürliche zugesellt, die in der mangelnden Abwehr derjenigen Gefahren beruht, die dem Säugling durch falsche Ernährung und Pflege und schon vor der Geburt durch Schädigungen der Mutter drohen. Im allgemeinen wird angenommen, daß etwa die Hälfte aller gestorbenen Säuglinge, das sind in Deutschland rund 200 000 jährlich, lebensberechtigt war, doch mag es zweifelhaft sein, ob der Anteil der natürlichen Auslese wirklich so hoch ist, da es Länder gibt, in denen die Säuglingssterblichkeit weniger als halb so hoch ist als in Deutschland und die absolute Rettung aller lebensberechtigten Säuglinge ein nirgends vorkommendes Idealgebilde sein dürfte. Das Deutsche Reich steht überhaupt unter den anderen Nationen wenig günstig da. Legt man die Behlaschen Zahlen vom internationalen Säuglingskongreß 1911[1]) zugrunde, so wird die deutsche Sterbeziffer von 178 nur von Rußland mit 272, Österreich mit 202, Ungarn mit 199 übertroffen, während Italien (156), Spanien (173), Frankreich (143), England (12), Niederland (125), Belgien (132), Schweden (77), Dänemark (108) und Norwegen (67) zum Teil ganz bedeutend besser standen.

Einen sprechenden Beweis dafür, daß niedrige Säuglingssterblichkeit keineswegs kontraselektorisch wirkt, daß vielmehr das Gegenteil der Fall ist, kann ich in folgender Tabelle bringen. Ich habe von Oldenberg[2]) die von ihm im Archivartikel gebrachten europäischen Zahlen über die Lebenserwartung des eben geborenen Knaben genommen und daneben die Prozente der Säuglingssterblichkeit der betreffenden Länder gesetzt. Soweit die Zeitperioden nicht ganz übereinstimmend gebracht werden konnten, ist dies in entsprechenden Zahlen ausgedrückt.

---

[1]) Festschrift Seite 4.
[2]) Seite 465.

		Lebenserwartung des eben geborenen Knaben:	Säuglingssterblichkeit:	Stillwert:
Schweden	1891—1900	50,9 Jahre	. . . . 10,2 %	hoch
Norwegen	1891/2—1900/1	50,4 ,,	1891—95 : 9,8% 1896—1900 : 9,6% } 9,7 %	hoch
Dänemark	1895—1900	50,2 ,,	1890—1900 . . . . 13,5 %	hoch
Meklenburg-Schw.	1891—1900	47,1 ,,	. . . . 16,5 %	
Niederlande . . .	1890—1899	46,2 ,,	. . . . 15,98%	
Oldenburg	1891—1900	46,0 ,,	. . . . 11,3 %	
Belgien	1891—1900	45,4 ,,	. . . . 16,1 %	56,6%
Schottland	1891 1900	44,5 ,,	. . . . 12,79%	
England u. W. . . .	1891—1900	44,1 ,,	. . . . 15,4 %	
Frankreich	1890—92. 1898—1903	43,5 ,,	1890—95 . . . . 17,0 % 1896—1900 . . . 15,8 % } 15,57% 1901—05 . . . . 13,9 %	
Schweiz	1881—1888	43,3 ,,	1881—90 . . . . 16,5 %	
Italien	1899—1902	42,9 ,,	1892—1901 . . . 17,6 % } 16,91% 1902—08 . . . . 16,22%	
Finnland	1881—1890	41,4 .,	. . . . 15,3 %	hoch
Preußen	1891—1900	41,4 ,.	. . . . 20,25%	
Deutsches Reich .	1891—1900	40,6 ,,	. . . . 21,7 %	
Österreich . . .	1900—1901	37,8 ,,	. . . . 21,9 %	
Sachsen	1890/1895/1900	37,6 .,	1891-1895 : 28,0% 1895-1900 : 26,5% } 27,25%	
Rußland	1867—1890	27,2 ,,	1867—90 . . . . 26,6 %	

In eine letzte Rubrik habe ich einige Angaben über den Stillwert aufgenommen, soweit Verläßliches gesagt werden konnte.
Man ersieht aus den Zahlen, daß bei wenig ausschlagenden Ziffern
die Lebenserwartung um so höher, je niedriger die Säuglingssterblichkeit ist. Am auffallendsten ist dies bei den skandina-
vischen Ländern, die obenan stehen, und in denen der Stillwert
unzweifelhaft sehr hoch ist. Angeblich soll auch in dem an unter-
ster Stufe stehenden Rußland der Stillwert hoch sein. Das würde
aber selbst dann, wenn die Statistik einwandfrei ist, nichts be-
deuten, da bekanntermaßen dort eine sehr früh beginnende Bei-
fütterung und manche andere Unsitte den Wert des Stillens zum
Teil illusorisch machen.

Ein weiterer Beweis für die gute Qualität der Bevölkerung
mit niedriger Säuglingssterblichkeit ist die wenigstens sehr häufig
bei ihr bestehende hohe Militärtauglichkeit. Mit der Untersuchung dieser Frage hat man sich besonders in Bayern befaßt.
Nach v. Vogls[1]) Untersuchungen ist dort fast überall bei geringer
Säuglingssterblichkeit hohe oder wenigstens mittlere Tauglichkeit vorhanden. Er zitiert auch Roese, nach dem von den Heeres-
pflichtigen die über ein Jahr gestillt waren, 47,9%, von denen,
die nicht gestillt waren, nur 31,1% tauglich waren.

Sehr eingehend ist diese Frage von Alfred Groth und Martin
Hahn behandelt. Die eingehenden Untersuchungen für das
rechtsrheinische Bayern führen zu dem Ergebnis[2]): „Einer niedri-
geren Säuglingssterblichkeit und hohen Stillziffer entspricht im
allgemeinen auf dem Lande eine hohe Militärtauglichkeit, wenn
auch nicht immer eine niedrige Tauglichkeit mit einer hohen
Säuglingssterblichkeit und niedrigen Stillziffer sich deckt.“

Es handelt sich aber bei diesem nationalökonomischen und
rassehygienischen Problem keineswegs nur um eine „Bekämpfung der Säuglingssterblichkeit“ und man beginnt auch, diese
Bezeichnung fallen zu lassen. Es gilt nicht nur, den gesunden
Säugling am Leben zu erhalten, ihm das erste Lebensjahr über-
dauern zu lassen; es gilt, durch richtige Pflege und Ernährung,
ganz besonders im ersten Lebensjahre, unter Abwendung der
zahllosen diesem Alter drohenden Gefahren, unter rascher und
geschickter Beseitigung der eingetretenen Gefahr, die Kon-

---

[1]) Seite 25, 28.
[2]) Seite 158.

stitution für das spätere Leben zu festigen. Niemals später wird das Leben so bedroht sein, wie in dieser Zeit. Werden die Klippen dieses Jahres glücklich umschifft, dann ist das Schifflein den späteren Lebensstürmen ganz anders gewachsen. Auf diese Weise werden die Säuglinge also nicht nur am Leben erhalten, sondern es ist der richtige Schritt getan, sie davor zu bewahren, daß sie Minusvarianten werden.

Hiergegen, gegen diese Säuglingsfürsorge, wird heutzutage wohl kaum mehr etwas eingewendet werden. Um so mehr geschieht dies aber in bezug auf diejenigen Säuglinge, welche schwächlich und kränklich erscheinen. Dabei weiß fast jeder beobachtende ältere Mensch von anscheinend jämmerlichen Säuglingen und Kindern zu erzählen, die zu geistig und körperlich vollwertigen Menschen emporgewachsen sind. Diese alltägliche Beobachtung zeigt — und die Wissenschaft tritt ihr zur Seite —, daß das mangelhafte körperliche Verhalten im ersten Lebensjahre nur in verhältnismäßig wenigen Fällen uns zu der Annahme beeinflussen darf, daß wir eine Minusvariante oder gar einen unterwertigen Menschen vor uns haben. Wir können hier kein Urteil abgeben, weil wir kaum etwas über die Erbmasse des Kindes sagen können. Ist sie gut, dann ist alle Hoffnung vorhanden, daß bei richtiger Unterstützung der Konstitution letztere zu einer vollwertigen werden kann.

Neben der Darwinschen Lehre hat Malthus' grundsätzliche Auffassung über die Volksvermehrung und die Gründe ihrer Veränderung bis in die neueste Zeit die Lehre der Nationalökonomen beherrscht. Wenn auch sein Pendelprinzip im allgemeinen verlassen ist, sagt doch noch Adolph Wagner (Agrar- und Industriestaat, Jena 1902, 2. Aufl., S. 55f.), daß jede erhebliche Verbesserung der Lebensverhältnisse sofort wieder der Volksvermehrung Vorschub leiste.

Wäre das der Fall, dann könnten wir an eine Möglichkeit der Übervölkerung glauben. In physischer Beziehung ist theoretisch ohne Zweifel die Möglichkeit vorhanden, namentlich da noch niemals für ein Volk der Beweis erbracht ist, daß eine allgemeine Abnahme seiner Zeugungsfähigkeit eingetreten wäre. Einer in keiner Beziehung eingeschränkten Proliferation in Verbindung mit tadelloser allgemeiner Hygiene könnte keine Vermehrung der Nahrungsmittel standhalten, sie würde zu einem allgemeinen

Kampfe um das kleinste Stück Brot führen. Physische Einschränkung der Fortpflanzungsmöglichkeit der einzelnen ist zwar bei unmäßiger, in Völlerei ausartender Über- oder ungewöhnlichen Unterernährung wohl möglich, wenigstens wenn man Analogien aus dem Tierreich anwenden darf, ebenso auch eine Minderung der Beschaffenheit der menschlichen Nachzucht aus dem gleichen Grunde. Aber es bedarf wohl keines Beweises, daß die Zahl der etwa aus diesem Grunde ausscheidenden Proliferen so geringfügig ist, daß ihre Einbeziehung in das mathematische Exempel niemals eine irgendwie ins Gewicht fallende Fehlerquelle abgeben könnte. Es sind auch sonst noch einige Ursachen vorhanden, die bei dem Einzelobjekt zur Sterilisierung oder zur Minderung der Zeugungsfähigkeit führen. Diese sind am meisten in den Großstädten vorhanden bzw. stammen sie aus ihnen. Neben einer irrationellen Körperbehandlung namentlich bei der weiblichen Jugend, dem übertriebenen Sport mit der besonderen Absicht, durch ihn eine unnatürliche magere Körperbeschaffenheit zu erzielen, ist es ein Vierblatt, das der menschlichen Vermehrung Hindernisse bereitet: Geschlechts- und Geisteskrankheit, Alkoholismus und Frauenleiden. Keine von diesen Gruppen ist aber von nennenswertem Belang auf die Menge, wohl aber teilweise auf die Beschaffenheit des Nachwuchses. Die Geschlechtskrankheiten dürften eher ab- als zugenommen haben, soweit man das ohne eine einwandfreie Statistik sagen kann. Die Heeresstatistik ist dieser Annahme günstig. Es ist auch anzunehmen, daß die Ausrottungsmaßregeln nicht ohne Erfolg sind und der Arzt vom Kranken mehr und rechtzeitiger aufgesucht wird. Zu diesem Verhalten der Erkrankten hat wesentlich eine allgemeine Aufklärung und die Einrichtung der öffentlichen Krankenkassen beigetragen, in etwas auch wohl der mühsam Ergebnisse zeitigende Kampf gegen das Kurpfuschertum. Daß die Krankenkassenstatistik höhere Zahlen von Behandlung solcher Krankheiten zeigt, dürfte wohl ihrer stärkeren Inanspruchnahme für diese Krankheiten, nicht aber ihrer Häufigkeit zuzuschreiben sein.

Die Erkrankungen des Nervensystems dürften zugenommen haben, und der Kranke gilt im allgemeinen als heiratsscheu; andererseits zeichnen sich die Ehen Schwachsinniger durch großen Kinderreichtum aus.

Über die Folgen des Alkoholismus, der übrigens in Deutschland unzweifelhaft im Abnehmen ist, sind die Meinungen nicht übereinstimmend. Eine sterilisirende Wirkung dürfte in der großen Mehrzahl der Fälle erst in einem körperzerstörenden Stadium, also in der Regel erst in späterem, für die Zeugung weniger in Betracht kommenden Alter eintreten. Auch die Zunahme der Frauenleiden ist nicht derartig, daß sie irgendeinen nennenswerten Einfluß auf die Geburtenhäufigkeit hervorrufen könnte.

Um so schlimmer sind aber die degenerierenden Folgen der drei ersten Gruppen, die eine immer breiter werdende Erörterung der freiwilligen oder gesetzlichen Sterilisation hervorrufen, die in einzelnen Staaten der Nordamerikanischen Union und in der Schweiz, teilweise auch in Form der Kastration, tatsächlich in Anwendung gekommen ist. Voraussetzung und Form der Anwendung unterliegen aber, bei der Sterilisation aus moralischen Gründen vielleicht noch mehr als bei der Kastration, recht erheblichen Bedenken.

Daß die der ärztlichen Kunst möglich gewordene Erhaltung des Lebens mancher Minusvarianten von nennenswertem Einfluß auf die allgemeine Qualität des Nachwuchses ist, wird fast durchweg bestritten. Alle diese Gründe können den Rückgang der deutschen Fruchtbarkeit nur in einem unbeträchtlichen Teile erklären; für den gewaltigen Sturz der Geburtenhäufigkeit müssen andere Gründe vorliegen.

Malthus spricht von einem Fortpflanzungstrieb, den er als Ursache der Vermehrung des Menschengeschlechtes ansieht und nimmt an, daß dieser Trieb sich gleich bleibe. Diesen leugnet Brentano[1]) mit Ausnahme des Vorkommens bei Dynasten- und Adelsgeschlechtern gänzlich und spricht von einem Fehler der Malthusschen Lehre in psychologischer Beziehung. Er behauptet, daß die enorme Mehrzahl der Menschen nicht um eines abstrakten Zweckes willen, wie wegen der Erhaltung der Gattung, Kinder erzeuge, sondern daß es zwei höchst konkrete Bedürfnisse seien, die zur Bevölkerungszunahme führen: Geschlechtsbedürfnis und Kinderliebe.

Bei seiner Beweisführung in bezug auf den Geschlechtstrieb macht Brentano sich einen Irrtum zu eigen, wenn er nach

---

[1]) Seite 579.

Darwin annimmt[1]), daß die Lockung in der Tierwelt stets vom
Männchen ausgehe, während das Weibchen sich spröde verhalte.
Das ist aber einfach nicht richtig, die Lockung in der Tierwelt
geht unter allen Umständen vom weiblichen Tiere aus und entsteht durch dessen Brunstigwerden. Zu anderen als den Brunst-
zeiten leben beide Geschlechter zusammen, ohne daß das Männchen Begattungsversuche macht. Am deutlichsten zeigt sich die
Richtigkeit dieser Theorie dadurch, daß das polygame Tiermännchen sehr wohl zwischen den brunstigen und den nicht
brunstigen Weibchen seiner Gefolgschaft zu unterscheiden weiß
und trotz aller geschlechtlichen Erregtheit sich letzteren niemals
nähert. Sobald kein Weibchen mehr brunstig ist, hat die sogenannte Brunstzeit ihr Ende.

Sobald die Brunst bei dem Weibchen einsetzt, beginnt allerdings ein Werben, dem sich zunächst ein Sprödesein entgegen-
setzt. Dies ist aber nur ein Halbstadium bis zum Eintritt der
vollen Brunst, das bei ganz jungen Tieren länger dauert. Ist das
Weibchen aber voll in der geschlechtlichen Bereitschaft, dann
ergibt es sich dem gerade auftretenden Bewerber mit absoluter
Wahllosigkeit, beispielsweise die Ricke dem kümmerlichsten
Spießbock ebensogut wie dem stattlichsten Kapitalbock. Schönes
Aussehen und Schmuck des Männchens hat mit seinen Erfolgen
nicht das geringste zu tun. Eine Wahl findet niemals statt, nur
daß das Weibchen innerhalb der betreffenden Tierart die ihr
näher stehende Abart bevorzugt, z. B. die Terrierhündin den
Terrier gegenüber dem Spitz oder Teckel. Ein Abweisen des
nächsten Bewerbers findet nie durch das Weibchen, sondern nur
durch einen anderen Bewerber statt, wenn der Rivale stärker
oder gewandter ist und deshalb den anderen vertreiben kann.

Wie das Tiermännchen nur dann auf Befriedigung seines Geschlechtstriebes ausgeht, wenn es durch den entsprechenden
physiologischen Zustand eines Weibchens gereizt wird, so hat
beim Menschengeschlecht unzweifelhaft Eva den Apfel gereicht.
Unter dem Einfluß von Kultur und Gesittung hat sich hier allerdings eine wesentliche Veränderung vollzogen, wir finden aber
bei den am niedrigsten stehenden Völkern noch heute Erscheinungen, die auf den früheren Zustand klar hinweisen. So sucht

---

[1]) Seite 580.

der Neger die Negerin mit Vorliebe zur Zeit der menschlichen Brunst, der Menses, auf.

Ehemals herrschte der regellose Geschlechtstrieb, dessen Befruchtungserfolg für den Menschen ein sekundäres Moment war. In ersteren kam durch die Gesittung Ordnung hinein, namentlich durch die Einehe, die Familie. Mit dem Geschlechtstriebe hängt aber der Fortpflanzungstrieb zusammen, und zwar nach der Entwicklung des Menschengeschlechtes zunächst in unbewußter, dann immer mehr in bewußter Form. Ein unbewußter Fortpflanzungstrieb läßt sich bekanntlich auch im Tierreich bei einzelnen Arten beobachten, wenn zahlmindernde Einflüsse auf sie eindringen. Mit der Begründung der Familie, mit dem Bewußtsein, eigene Kinder zu haben, wuchs das Interesse an ihnen, den bestimmungsmäßigen Erhaltern der Eltern. Je mehr der Erwerb von Eigenem möglich wurde, desto besser konnte er mit Hilfe der Kinder gemehrt werden: die heranwachsenden Kinder wurden Erwerbs- und Machtquelle. Kinder haben wollen, heißt aber schon, sich fortpflanzen wollen, auch wenn die Eltern noch nicht über eine Generation hinausdenken. Das liegt schon darin, daß die Ansammlung von Vermögen über eine Generation hinausgeht oder wenigstens hinausgehen kann. Der Wille, die Art fortzusetzen, ist mit dem Willen nach Kindern bereits deutlicher geworden, wenn er auch noch nicht voll aus dem Unterbewußtsein herausgetreten ist, wie das zuerst bei Herrscher- und Adelsgeschlechtern geschah. Wenigstens von höheren Schichten der Kulturvölker kann man sagen, daß, wer Kinder erzeugt, dies doch nicht nur tut, um sich an ihrem Dasein zu erfreuen, sondern Pflichtbewußtsein und Arbeit zielen darauf hin, für die Zukunft der Kinder zu sorgen. Darin sieht man mit Recht den, wenn auch nicht immer im vollen Bewußtsein sich offenbarenden Wunsch, die eigene Art zu erhalten, und er dokumentiert sich häufig genug in dem Bestreben der Eltern, sich in ihren Kindern wiederzuspiegeln, sie in ihrem eigenen Denken, Fühlen und Handeln, kurz in ihrer ganzen Art zu erziehen. Daß dieser Wille sich manchmal sogar in übertriebener und zwangsmäßiger Form zeigt, z. B. in der Berufswahl für die Kinder, ist offensichtlich (Theologen-, Gelehrten- usw. Familien). Und nicht nur der Wille der Artfortsetzung, sondern auch derjenige der Artverbesserung liegt unzweifelhaft im kultivierten Menschen. Nicht nur Kindesliebe ist bei ihnen vorhanden, sondern auch der Kinderstolz, und dieser ist in den unteren Schichten der Bevölkerung nicht minder vorhanden als in den oberen. Es sind sehr viele und meist nicht die schlechtesten Eltern, die wünschen, daß ihre Kinder mehr werden — nicht nur mehr haben — sollen als sie selber, und die des erreichten Zieles wahrhaft froh sind.

Der Fortpflanzungstrieb besteht und er ist nicht nur im Sinne der Vermehrung, sondern auch im Sinne der Veredelung vorhanden.

Am stärksten aber erhob den Fortpflanzungstrieb aus dem Unterbewußtsein der Malthusianismus. Dieser hat der Menschheit einen starken Anstoß zum Nachdenken über die Folgen des Geschlechtsverkehrs gegeben. Es sei dabei bemerkt, daß zwar längst vor Malthus und seiner Zeit andere, namentlich Religionsstifter, Ansichten über die Fortpflanzung gefaßt und aufgestellt hatten. Aber in einer solchen, die Gesamtheit packenden Art war es doch nicht vor ihm geschehen. Wenn aber die Menschheit in einem erheblichen Umfange über die Fortpflanzung und ihre Bedeutung nachdenkt und bei ihr die Fortpflanzung doch fortschreitet, dann ist der Fortpflanzungstrieb klar aus dem Unterbewußtsein an den Tag getreten.

Der Geschlechtstrieb und der von Anfang an in ihm vorhandene Fortpflanzungstrieb sind die Gründe der Bevölkerungszunahme, und zwar untrennbare. Daß die Kinderliebe mitspricht, bezw. mitsprechen kann, bei sexuell kalten Naturen vielleicht in nicht geringem Maße, ist wohl richtig. Doch halte ich es für unmöglich, sie ganz vom sexuellen Moment zu trennen, sie als selbständige Ursache hinzustellen, namentlich da ich in ihr den mehr oder minder bewußten Fortpflanzungstrieb sehe. Die Brentanosche Einteilung wäre übrigens für die größten monogamen Kulturvölker, für diejenigen europäischer Abstammung und christlicher Religion im wesentlichen gleichbedeutend mit der Erzeugung ehelicher und unehelicher Kinder. Die bloße Befriedigung des Geschlechtsbedürfnisses hat allerdings eine Volksvermehrung im Gefolge, zwar eine nicht unbeträchtliche, aber doch eine fast ausschließlich ungewollte, selbst in sogenannten wilden Ehen. Der Wunsch nach Kindern führt aber nach unseren Auffassungen zur Ehe, das kann ganz allgemein gesagt werden, trotz der erwähnten wilden Ehe und dem hysterisch perversen

„Schrei nach dem Kinde" entgleister Frauenrechtlerinnen für
alleinstehende Angehörige des weiblichen Geschlechts, den der
gesunde Sinn vernünftiger Völker lächelnd ablehnt.

Wie bereits angeführt worden ist, kann von einer Abnahme
der menschlichen Zeugungsfähigkeit nicht die Rede sein. Trotzdem zeigt sich bei fast allen Kulturnationen ein mehr oder minder
erheblicher Rückgang der Geburtenzahl, der in Frankreich im
Jahre 1911 schon so bedeutend geworden ist, daß trotz starker
Einwanderung die Bevölkerungszahl um mehr als 30 000 Köpfe
zurückging.

Bei unseren von der Einehe beherrschten sozialen Zuständen
könnte auf die Bevölkerungsvermehrung naturgemäß die Heiratsmöglichkeit von großem Einfluß sein. Von einer Erschwerung
des Heiratens kann in dem weitaus größeren Teile der Bevölkerung aber nicht mehr gesprochen werden. Wohl hat es Zeiten gegeben, in denen dies der Fall war, als namentlich die Bevölkerungs-
dichtigkeit auf dem Lande in Verbindung mit hoher Fruchtbarkeit und dem Mangel genügender Wohn- und Erwerbsmöglich-
keiten der Ehegründung hinderlich wurde. Die Folge war die
Auswanderung in andere Länder, die bei dem Emporblühen der
deutschen Industrie durch die Abwanderung vom Lande in die
Stadt größtenteils abgelöst wurde. Diese Verschiebung hat für
das Land eine ungesunde Bevölkerungsabnahme gebracht und
der dadurch entstandene Mangel an Arbeitskräften hat zu einer
Steigerung der Lohnverhältnisse und Verbesserung der sonstigen
Lebensbedingungen auf dem Lande geführt, so daß von einer
Heiratserschwerung dort nicht mehr die Rede sein kann. Die
Industriealisierung hat also als Ventil gewirkt, wenngleich als
eins mit zu großer Öffnung, denn es hat nicht nur ausgeglichen,
indem es volle Heiratsmöglichkeit auf dem Lande wiederherstellte,
sondern es hat über das Maß hinaus vom Lande abgezogen, und
zwar nicht nur an Zahl, sondern auch an Beschaffenheit. Jede
Aus- oder Abwanderung zeigt bekanntlich, daß im wesentlichen
Menschen im heirats- bzw. zeugungsfähigen Alter abziehen. Es
darf unter keinen Umständen behauptet werden, wie es gern geschieht, daß die Industrialisierung allein die Möglichkeit sowohl
frühzeitiger als materiell gesicherter Heirat gebe.

Dagegen sind die Heiratsvorbedingungen der oberen Klassen
fraglos schlechter geworden. Die erhöhte Kultur erfordert für

Berufsausbildung und -vorbereitung mehr Aufwand an Zeit und Geld als sonst. Die Heiratsmöglichkeit ist oft in einem Alter gegeben, in dem eine gewisse Gewöhnung an das Junggesellentum eingetreten ist, und die Art der wirtschaftlichen Entwicklung befreit den die Ehemöglichkeit überlegenden Junggesellen von vielen Unbehaglichkeiten, deren Vermeidung sonst für den Heiratsentschluß nicht ohne Bedeutung sein konnte. Hinzu tritt in vielen Fällen die Besorgnis vor geringerer Lebenshaltung und manches andere. Auch die Frauenemanzipation wirkt heiratsmindernd. Diesem Faktor darf man allerdings keine so große Bedeutung zuweisen, wie dies unter dem Eindruck der jungen Bewegung geschieht, aber er ist auch keineswegs zu unterschätzen. Gewiß ist es richtig, daß die selbständige Stellung der Frau sie wählerisch macht, zumal wenn die Entlohnung ihres Berufes sie keine Eheversorgung erheischen läßt, und daß ebendiese Frau dem Manne weniger begehrenswert erscheint, weil er in ihr die Konkurrentin, unter Umständen auch die ihm in unbequemer Weise geistig Fortgeschrittene sieht, die nach Schluß der ermüdenden Tagesarbeit noch geistige Anforderungen an ihn stellt, und weil in manchem Frauenberuf ein gut Stück der weiblichen Anmut verloren geht und manche Art moderner Lebensführung die „sécheresse de coeur" befürchten läßt. Die Ehe zweier, bisher selbständig Verdienender bedeutet auch trotz des billigeren Wirtschaftens zu zweit einen gewissen Verzicht in der Lebenshaltung. Auf der anderen Seite dürfte aber doch die ewige Anziehungskraft der Geschlechter im wesentlichen siegreich bleiben. Zu beachten bleibt allerdings die Neigung namentlich von Industriearbeitern in einigen Zentren, in denen der Mann, wenn er das begehrte Mädchen nicht ohne Ehe erreichen kann, systematischen Präventivverkehr ausübt und die Frau zur Fabrikarbeit veranlaßt. Der dadurch erzielte gute Verdienst wird vergeudet, und wenn trotz aller Vorsicht Nachwuchs in Aussicht steht, zu dessen Beseitigung aber nicht geschritten wird, dann gehört die Frau bald zu den zahllosen Eheverlassenen der Großstadt, die nach der Geburt des Kindes dann in der Regel viel ungünstiger dasteht als die unehelich Gebärende, für die die Versorgungsgelegenheiten sich rasch mehren. In Berlin müssen bereits monatlich mehrere 1000 Frauen und Kinder unterstützt werden, deren Mann bzw. Vater sie verlassen hat. Nach den amtlichen Berichten der Stadt Berlin ergibt sich, daß dort unter den aus Armenmitteln unterstützten Kindern 1910 sich 13$^1/_2$% befanden, deren Mutter eheverlassen war.

Zeugungsunfähigkeit und Mangel an Ehemöglichkeit sind also nicht schuld an dem auffälligen Rückgang der Geburtenziffer. Der nicht bedeutende Rückgang der Eheziffer, die übrigens 1911 wieder gestiegen ist, ist um so weniger von Belang, als auf die Neuverheirateten nur knapp ein Viertel der Geburten im Jahre kommt. Besonders hohe oder geringe, auf physiologischer Ursache beruhende Fruchtbarkeit einer bestimmten Rasse läßt sich keineswegs nachweisen.

Wenn man versucht, die wesentlichen Ursachen des heutigen Geburtenrückganges zu erforschen, stößt man zunächst auf eine Erscheinung, die die Bevölkerungsbewegung in diesem Punkte von früheren Zeiten scharf unterscheidet. Ehemals, übrigens auch noch nach Malthus' Ansicht hoben wirtschaftlich günstige Zeiten die Geburtenziffer, und diese sank in schlechten Zeiten. Heute finden wir aber so gut wie nirgends mehr, ganz gleich, ob die Zeiten gut oder schlecht sind, ein Steigen der Geburtenziffer — in Europa bilden nur Balkangegenden und Portugal eine Ausnahme —, sondern die Kurve dieser Zahl geht ganz regelmäßig nach unten. In der Bewertung der Heiratsziffern, mögen sie in Ursachen und Folgen noch so verschieden angesehen werden, stimmen die führenden Nationalökonomen in einem Punkte jedenfalls überein: für die Herabsetzung der Geburtenziffer sind ihre Veränderungen von recht untergeordneter Bedeutung. Grundlegend für letztere ist unzweifelhaft der Rückgang der ehelichen Fruchtbarkeit.

Brentano[1]) erklärt diesen Rückgang in der Hauptsache mit der Neigung zur Einschränkung der Nachkommenschaft, die mit dem Wohlstande der Eheleute wächst, unter Anwendung des Gossenschen Gesetzes auch auf die Befriedigung des Geschlechtstriebes zugunsten der Befriedigung anderer Bedürfnisse. Wenn man den Kausalnexus zwischen steigendem Wohlstand und Beschränkung der Kinderzahl annimmt, müßte logischerweise der abnehmende Wohlstand zur Kindervermehrung führen. Das ist aber nicht der Fall. Die erwähnte Kurve zeigt in den Zeiten wirtschaftlicher Depression auch nicht das geringste Anwachsen, sie

---

[1]) Seite 606.

fällt mit absoluter Regelmäßigkeit ohne Rücksicht auf allgemeine wirtschaftliche Auf- und Abwärtsbewegung.

Die zunehmende Geburtenbeschränkung in der Ehe versucht man mit Vorliebe durch die sogenannte Wohlstandstheorie zu erklären. Kultur und Wohlstand bieten neue Genüsse und neue Möglichkeiten, sie zu befriedigen. Die Sucht nach dieser Befriedigung steigt mit dem Steigen des Wohlstandes, und um letzteren zu ermöglichen, den Haushalt auskömmlich zu halten, müssen andere Ausgabeposten gespart werden, und das sind denn die Kosten für Aufzucht der oder vieler Kinder. So im wesentlichen Brentano und seine Schule über die Einschränkung des von ihm geleugneten Fortpflanzungstriebes.

Aus den Äußerungen Brentanos und seiner Anhänger geht in Verbindung mit der unwidersprochenen Wortbildung „Wohlstandstheorie" hervor, daß der Schwerpunkt der Erklärung im Wohlstands-, nicht so sehr im Kulturbegriff liegt. Mit Wolf[1]) muß man auch entschieden der Ansicht sein, daß für ein kulturelles Aufsteigen ein mäßiger Wohlstand vollkommen genügt. Kulturelle Durchbildung und Förderung beanspruchen nicht entfernt die Mittel eines allgemein genußreichen Lebens, das in bezug auf Kultur ohne Bedeutung ist und sich nur unter der notdürftigen Firniß einer Art Zivilisation vollzieht. Das kann aber nicht geleugnet werden, daß eine beträchtliche Anzahl von Menschen weniger Kinder zeugt, um besser äußeren Genüssen leben zu können.

Wolf, ein Gegner der Wohlstandstheorie, stellt die „Theorie der Abhängigkeit der Kinderzahl von geordneter Haushaltsführung auch bei sehr geringen Mitteln"[2]) auf. Zur Bekämpfung der ersteren weist er u. a. auf das Faktum hin, daß der höchste durchschnittliche Sparkassenbuchbestand im Bezirk Münster, der niedrigste in Berlin zu finden ist. Wäre die Sparkasse die einzige oder ganz vorwiegende Art der Gelderbelegung, dann könnte kaum ein stärkerer Beweis gedacht werden. Diese Form wird, wie anzunehmen ist, in einem vielfach ländlichen Bezirk wie Münster, sicher bevorzugt werden, in Berlin aber, wo eine Unzahl von großen und kleinen Bankinstituten mit unendlich vielen Filialen und Depositenkassen, zahlreiche „Anreißer"-Bankiers und eine Unmasse von Kredit- und Sparvereinen, fast alle mit inten-

---

[1]) Seite 33.
[2]) Seite 43.

siver Tendenz der Bearbeitung des Publikums existieren, darf
gerade auf dieses Moment kein zu großes Gewicht gelegt werden.
Bemerkbar bleibt es aber trotzdem, und zwar zuungunsten der Wohlstandstheorie.

Wolf weist des weiteren auf die geringe Kinderzahl in den
Ehen der Lehrer und Beamten[1]) und einiger anderen Bevölkerungs-
gruppen im In- und Auslande hin und behauptet mit Recht, daß
der Wohlstand hier kein Grund für die geringe Kinderzahl sei. Er
erkennt hier vielmehr einen Ordnungssinn, der „eine verhältnismäßig geordnete Haushaltführung durch elementare Schulung
nach sich zieht und den Wunsch hat, die geringen Mittel nicht an
eine Vielheit von Kindern zu verschwenden". Also Sankt Bureau-
kratius auch schon als Regulator der Kindererzeugung. Daß auch
dieser Grund an der Geburtenbeschränkung wesentlichen Anteil
hat, kann als sicher angenommen werden.

Kinder konnten früher verhältnismäßig bald als eine Erwerbs-
quelle angesehen werden. Schon in der Schulzeit wurde verdient.
Dieses Verdienen artete aber teilweise in eine Ausnutzung aus, so
daß die gewerbliche Gesetzgebung einen ziemlich energischen
Strich durch den Kinderverdienst machte, der für Kinder im wesentlichen nur noch in der Landwirtschaft, besonders ungelohnt
im elterlichen Kleinbetriebe infolge seiner gesunden und kräfte-
erzeugenden Art bleiben konnte. Der Verdienst beginnt also in
nennenswertem Umfange, namentlich in der Stadt, erst nach
Schulschluß. Ehemals führten die unverheirateten Kinder, wenigstens diejenigen, die bei den Eltern wohnen blieben, einen
wesentlichen Betrag ihres Verdienstes an die Eltern ab und
erleichterten ihnen so den Lebensabend. Ich habe Beweise an
der Hand gehabt, daß Elternpaare mit zwei heranwachsenden
Söhnen 4000—5000 M. und mehr durch Handarbeit verdienten, dazu
kamen noch Verbilligung der Miete durch industrielle Arbeiterwoh-
nungen und Verdienst aus Kleinhandlungen oder Flaschenbierhandel.
In der großen Mehrzahl der Fälle tragen aber jetzt auch diejenigen
selbstverdienenden Kinder, die noch keinen Haushalt haben, zu
den Lebensbedürfnissen der Eltern nicht mehr bei, und das schon
lange geprägte Wort: „Eine Mutter kann eher 10 Kinder erhalten,
als 10 Kinder eine Mutter", hat erst jetzt seine wahre Bedeutung

---

[1]) Seite 41 ff.

erlangt. Die Armenverwaltungen werden bestätigen können, daß die gutverdienenden Kinder, sobald sie selbst auch nur wenige Kinder haben, stets „soviel mit sich selbst zu tun haben", daß sie der Mutter oder dem Vater nichts abgeben können, und daß die Anrufung der Spruchbehörden demgegenüber meistens versagt. Als zuerst Alters- und Invalidenrenten zur Auszahlung kamen, hatte dies eine erfreuliche Wirkung. Es war deutlich zu merken, daß die Kinder die rentenempfangenden Eltern gern zu sich nahmen. Wenn nicht alle Anzeichen trügen, scheint aber diese Neigung wieder abgenommen zu haben.

Es ist anzunehmen, daß auch das veränderte Verhalten der Kinder zu den Eltern, der Mangel an Elternliebe, in seiner Umkehrung den Wunsch zum Kinde abnehmen läßt.

Aber rechnen müssen sowohl der Brentanosche Wohlstands- und Genußmensch als der Wolfsche Ordnungsmensch. Sie müssen ihren Etat schließlich balancieren. Sie machen ihn nur anders und aus anderen Gesichtspunkten auf. Gewiß ist es nötig zu rechnen und mit dem Einkommen auszukommen. Der Erwerbssinn des deutschen Volkes ist gewiß ein hoher. Er ist nicht nur stark, sondern auch dauernd. Der Deutsche arbeitet nicht, um in einem bestimmten Zeitpunkte eine ihm genügend scheinende Rente zu erringen, sondern um Vermögen zu erwerben, soweit das bei der Art seiner Tätigkeit möglich ist, und, dies seinen Kindern zu hinterlassen. Er unterscheidet sich dadurch ganz wesentlich vom französischen „Rentenmacher", bei dem zwei der von Wolf benannten Motive, der Ordnungssinn und das Vernunftargument, zusammentreffen.

Daß übrigens ebensogut Wohlstand auch erst die Folge von Kinderarmut, ev. ungewollter, sein kann, d. h. ihr erst folgt, statt vorauszugehen, bemerkt Oldenberg. Aber damit wird der Wohlstand als Triebmittel für geringe Kinderzahl nicht völlig ausgeschaltet, denn die Beschränkung kann auch von vornherein aus diesem Grunde erfolgen, um besser zu dem erhofften Wohlstande zu gelangen. Zunächst ist es erforderlich, die Zusammensetzung der Bevölkerung im Vergleich zur Geburtenzahl zu betrachten.

Nach einer von Oldenberg[1]) zitierten preußischen Statistik ist die Fruchtbarkeitsziffer bis zum 45. Jahre in den Städten und

---

[1]) Seite 347.

auf dem Lande mit 160,64 bzw. 182,93 im Zeitraum 1876/80 auf
129,12 bzw. 178,72 im Zeitraum 1901/05 zurückgegangen. Die
städtische Ziffer hat also um 31,52, und zwar regelmäßig, die
ländliche nur um 4,21 p. M., diese in kleinen Wellenbewegungen
abgenommen.

Für letztere vermutet Oldenberg[1]) als Grund Verschiebungen im Alteraufbau; ich pflichte dem bei, möchte aber darauf
hinweisen, daß es sehr schwer ist, Stadt und Land bzw. Orte
mit industrieller und agrarischer Tätigkeit zu scheiden. Allein
die häufigen Umgemeindungen stören nicht wenig die Berechnungen.

Vergleiche mit diesen und ähnlichen Zahlen sind aber etwas
unzulänglich. Es bedarf in bezug auf den Altersaufbau einer Korrektur der Zahlen, die, wie an Beispielen ersichtlich, zuungunste
der städtischen Fruchtbarkeit ausfällt, und des weiteren einer
demographischen Sonderung der sogenannten ländlichen Bezirke, ohne die ein wahres Bild überhaupt nicht zu gewinnen ist.
Hierbei würde es aber nicht genügen, die Landorte in solche mit
und ohne industrielle Bevölkerung zu trennen, sondern es müßten
etwa 4 Gruppen gebildet werden: 1. ländliche Orte ohne Industriearbeiter, 2. ländliche Orte ohne Industrie aber mit dort
ansässigen Industriearbeitern, 3. gemischte Landorte, 4. überwiegend oder ganz industrialisierte Landorte. Mit einer solchen Aufstellung und den tatsächlichen Geburtenzahlen in diesen Orten,
dazu mit dem Vergleich der Mittel- und Großstädte ließe sich ein
sicheres Bild von der ländlichen und städtischen Geburtenhäufigkeit
sowie von dem Einfluß der Industrie gewinnen. Die kleinen,
wenigstens die sehr kleinen Städte sind vielfach sehr schwer zu
bewerten und könnten vielleicht deswegen ohne Betracht bleiben.
Im deutschen Norden und Osten ist der überwiegende Teil ihrer
Bewohner oft zu den Landleuten zu rechnen. Vielleicht ist es
möglich, einmal zu einer demographischen Volkszählung zu
kommen.

Die sogenannte Fruchtbarkeitsziffer hat viel unkorrigierbare
Fehler im Gefolge, sie spricht in falscher Weise zugunsten der
Wohlstandstheorie, da, z. B. mag man nun nach Stadtteilen oder
Wohnungsgrößen gehen, bei beiden ein völlig schiefes Bild durch
die in solchen Gegenden und Wohnungen lebenden, in die Frucht-

---

[1]) Seite 348.

2*

barkeitsziffer eingeschlossenen ledigen weiblichen Personen entsteht, die, meist mit Haus- und Wirtschaftsdiensten, Unterricht
und Erziehung beschäftigt, die gebärenden Frauen oft um ein
Mehrfaches übertreffen. Es wäre hier erwünscht, tatsächliche
Ziffern in solchem Umfange aufzunehmen, daß mit ihrer Hilfe
von einer ernstlichen Korrektur gesprochen werden kann. Die
Berechnung solcher Korrekturzahlen erscheint aber bei der heutigen Entwicklung äußerst schwierig, auch wenn man nicht gerade die wohlhabendsten Haushalte von Berlin W oder Grunewald
mit denen einer Stadt von 25 000 Einwohnern vergleicht.

Ist für Deutschland die bedeutend höhere Fruchtbarkeit des
Landes gegenüber der Stadt schon allgemein erwiesen, so würden die vorgeschlagenen Ermittelungen dies wohl nicht nur bedeutend klarer darlegen, sondern vermutlich auch feststellen,
daß in den wirklich rein ländlichen Bezirken mindestens keine Abnahme der Fruchtbarkeit eingetreten ist. Für einzelne ländliche
Gegenden, z. B. in den Regierungsbezirken Westpreußen, Posen
und Westphalen, ist auch so schon ein Steigen der Geburtenzahl noch in der Neuzeit nachgewiesen[1]). Diese Frage geht ja
allerdings nicht nur Deutschland, sondern fast alle Kulturvölker
an. Brentano[2]) hat versucht, den Beweis des Gegenteiligen für
Frankreich, England und Australien zu führen, ist aber von Oldenberg[3]) und Wolf[4]), der ersteren bestätigt und ergänzt, widerlegt.

Es bleibt nichts anderes übrig, als den Rückgang der Geburtenzahl in der Weltanschauung, oder besser gesagt, da man von einer
solchen nicht für alle Kreise sprechen kann, in der Lebensauffassung des einzelnen zu suchen. Die verschiedenen, für die Entstehung maßgebenden Einflüsse können nur geschätzt werden,
denn der Beweis für ihr Vorhandensein würde demographische
Ermittlungen voraussetzen, die nur mit Hilfe eines ungewöhnlich großen Apparates möglich wären.

Von Brentano[5]), Mombert[6]), Oldenberg[7]), Bornträger[8])

[1]) Bernträger Seite 11.
[2]) Seite 590 ff.
[3]) Seite 356 ff.
[4]) Seite 68.
[5]) Seite 598.
[6]) Seite 228 ff.
[7]) Seite 436 ff.
[8]) Seite 28.

und Wolf[1]) ist die Bedeutung der Religion, im besonderen auch
der christlichen Konfessionen erörtert worden. Der Erstgenannte
tut diese Frage mit wenigen Worten ab und verweist bezüglich
des Katholizismus auf die Geburtenabnahme in Frankreich,
dessen Masse der Bevölkerung wenigstens bis in die 70er Jahre
des 19. Jahrhunderts unstreitig aus gläubigen Katholiken bestan-
den habe. Dieses Beispiel ist nicht richtig, da der Katholizismus
in Frankreich schon lange vor der angegebenen Zeit in weiten
Kreisen ausgehöhlt war und in diesen nur mehr dem Namen
nach bestand. Es ist auch kein Beweis, wenn die katholische
Kirche in Frankreich die eheliche Geburtenbeschränkung, wenn
nicht gut geheißen, so doch geduldet hat; sie hat es eben ver-
standen, an ihr geeignet erscheinendem Orte, und ganz besonders
gegenüber der „treuesten Tochter der Kirche“ Ausnahmen zu
machen. Ganz ähnlich verhält es sich mit den von Brentano
zitierten Juden. Die Einwanderer aus dem Osten sind meist noch
orthodox. Mit steigendem Wohlstand gelangen sie mit wenigen
Ausnahmen in die freireligiösen Gemeinschaften, die die orthodoxen Teile immer mehr zurückdrängen, oder sie treten zum
Christentum über.

Mombert[2]) gibt interessante Zahlen über die Fruchtbarkeit
der geschlossenen Ehen von 1875—1900. Danach entfielen auf
je eine Eheschließung lebend geborene Kinder: bei rein evangelischen Paaren 4,0, bei rein katholischen 5,0, bei rein jüdischen 3,7,
bei evangelisch-katholischen Mischpaaren 3,1 und bei sonstigen
Paaren 3,4. Er gibt dann eine Statistik über die eheliche Fruchtbarkeit der preußischen Bezirke und schließt diesen Zahlen die
Zahl der Sparkassenbücher auf 100 Einwohner und den Prozentsatz der Evangelischen an. Letztere bestätigt auffallend die höhere eheliche Fruchtbarkeit der Katholiken. Mombert zeigt
aus der Tabelle, daß die vorwiegend katholischen Gegenden immer
sehr geringe Spartätigkeit aufweisen und zu den ärmeren, kulturell
rückständigen Gebieten Deutschlands gehören. Er gesteht dem
Wesen der katholischen Konfession wohl einen gewissen Einfluß
auf die höhere Geburtenzahl bei den ihr Angehörigen zu, hält aber
daran fest, daß der Wohlstand und seine Zunahme auch hier der
ausschlaggebende Faktor seien, da der Konfessionseinfluß nicht

---

[1]) Seite 74.
[2]) Seite 228.

annähernd genüge, um den großen Unterschied zu erklären. Im gesperrten Druck weist auch er auf die vorher schon als falsches Beweismaterial gekennzeichneten französischen Verhältnisse hin, gleich seinem Lehrer Brentano nominelle Konfessionszugehörigkeit mit wirklicher Religiosität verwechselnd. Seine Begründung mit den Sparkassenbüchern erscheint mir auch verfehlt. Gerade in den entlegeneren Orten ist es immer noch nicht überwundener Standpunkt, das Geld im Hause zinslos liegen zu lassen, und andererseits kann der Mangel des Sparkassenbuches gerade auf der großen Kinderzahl beruhen, die dem Sparen entgegensteht. Des weiteren werden doch nicht alle Überschüsse auf solche Bücher angelegt, sondern z. B. in Haus- und Länderwert, glücklicherweise oft in guter Ausbildung der Kinder, so daß das Einkommen sich nicht als Barvermögen niederschlägt. Auch ist die Zahl der Geld verwahrenden und verzinsenden Institute, z. B. der Bankfiliialen, der ländlichen Spar- und Darlehnskassen, Raiffeisenkassen, um nur einige zu nennen, so hoch, daß solche Statistik heute wenig Wert mehr hat. Es ist im Gegensatz zu Mombert anzunehmen, daß die starre Dogmatik der katholischen Kirche und die danach erfolgende intensivere Bearbeitung der ihn Angehörigen durch die Geistlichkeit (Bußsakrament, Missionen usw.) der ausschlaggebende Faktor dieser Zahlen ist. Und wenn nach ihm in der Geburtenhäufigkeit die rein katholischen, evangelischen und jüdischen Ehen in der Fruchtbarkeit oben anstehen und in letzter Reihe die evangelisch-katholischen und die sonstigen Mischehen kommen, ist dies ein neuer Beweis für den geburtenerhöhenden Einfluß der Religion denn sicher ist der größte Teil in den Mischehen religiös indifferent. In Verbindung hiermit sei auch auf die den Durchschnitt überragende Fruchtbarkeit in den Ehen der evangelischen und griechisch-katholischen Geistlichen hingewiesen. Im Gegensatz zu Brentano und Mombert legt Oldenberg[1]) der Religion einen weit höheren Einfluß auf die Geburtenhäufigkeit bei und gibt eine Reihe von Zeugen dafür, die nach seiner eigenen Bezeichnung als unverdächtig angesehen sind. Er weist auf die zunehmende Rationalisierung als Grund des Geburtenrückganges hin und schlägt Brentanos Beispiel Frankreich am stärksten mit dem Anführen des Beginnes des

---

[1]) Seite 437.

dortigen Geburtenrückganges um etwa 1800, das ist also un-
mittelbar nach religions- und kirchenfeindlichen Revolutions-
jahren.

Neben das religiöse Moment stellt Bornträger[1]) das politische; er ist der Ansicht, daß der Geburtenrückgang sich besonders in politisch freisinnigen und sozialdemokratischen Gegenden zeige. Der durch einige Beispiele erläuterten Behauptung mag
eine gewisse Bedeutung nicht abgesprochen werden. Da die Sitze
dieser Parteien sich meist in Gegenden finden, in denen zweifellos
auch andere Ursachen vorhanden sind (Stadt, Industriegebiet) und
religiöse und politische Freisinnigkeit sehr häufig zusammenfällt,
ist es kaum möglich, einen einigermaßen sicheren Beweis für
diese Behauptung zu erbringen, und das um so weniger, als pro-
grammatische Äußerungen der Parteien mindestens beim Libe-
ralismus nicht vorliegen. Andererseits steht fest, daß die Kreise
der Konservativen und des Zentrums Gegner der Geburtenbeschränkung sind. Innerhalb der Sozialdemokratie wird jedenfalls lebhaft zur Beschränkung der Nachzucht aufgefordert.
Auch Wolf[2]) erkennt das politische Moment an, er stützt es auf
die deutschen Reichstagswahlergebnisse im Vergleich mit der
Geburtenstatistik und zeigt, wie im allgemeinen in den Wahl-
kreisen des Zentrums die Fruchtbarkeit am höchsten, in denen
der Konservativen hoch und in denen der Sozialdemokratie am
niedrigsten ist. Einen breiten Raum widmet Wolf dem Einflusse
der Religion auf die eheliche Fruchtbarkeit, diesen mit reichem
Material schlagend beweisend und faßt das Ergebnis zu einer
kürzesten Formel[3]) zusammen: „Wir sehen beim griechisch-
orthodoxen Glauben ein unkritisches Hinnehmen, beim Katholizismus die bewußte Anerkennung der Tradition, beim Protestan-
tismus die Kritik derselben und beim Atheismus ihre Verwerfung.“
Die von ihm gegebenen Tabellen ergeben, abgesehen von einzelnen erklärlichen Abweichungen eine dieser Formel durchaus entsprechende Geburtenhäufigkeit.

Die Erwägungen über den Einfluß der Religion usw. leiten
in Verbindung mit der anerkannten Unwichtigkeit der physiologischen Ursachen klar dazu über, die Quelle des Geburtenrück-

---

[1]) Seite 27.
[2]) Seite 147.
[3]) Seite 91.

ganges in einer bewußten Beschränkung des Fortpflanzungstriebes, des Willens zum Kinde zu suchen. Das Motiv für die Beschränkung kann außerhalb und innerhalb der Person der Erzeuger liegen.

Das Erstere soll nach verschiedenen Autoren bei den Landbesitzern, im besonderen beim Adel und unter diesen wieder bei den Fideikommißbesitzern vorkommen. Die Beschränkung soll zur Erhaltung des ungeteilten Besitzes dienen. Die Motivation Brentanos[1]), daß fortgezeugt werde, bis ein Erbe vorhanden ist, dann aber aufgehört werde, ist unrichtig. Es wäre das auch eine sehr unsichere Rechnung, die keine Reserve in Aussicht hat. Und nun bei dem Wort zu bleiben: Gerade, wo Besitz vorhanden ist und überhaupt eine Bemessung der Kinderzahl erwogen wird, ist der Wunsch nach dem „Reservejungen" etwas durchaus Bekanntes. Unter Berücksichtigung der Mädchengeburten und der Säuglingssterblichkeit müßten bei Erfüllung der Absicht in solchen Familien 4—5 Geburten vorkommen, also eine ungefähr normale Zahl.

Es ist im übrigen fraglich, ob die nach den genealogischen Taschenbüchern gemachten Berechnungen richtig sein können. Nimmt man eine bestimmte Familie nach einem Jahrgange, z. B. des Gothaer durch, dann hat man sofort ganz erhebliche Fehlerquellen. Die verstorbenen Personen bleiben in dem Kalender, soweit sie nicht für die Descendenz von Bedeutung sind, nur ein Jahr weitergeführt, und zwar in kleiner Schrift, dann verschwinden sie. Daß auf diese Weise ganz erhebliche Geburtenzahlen ausfallen müssen, liegt klar auf der Hand. Um eine richtige Statistik zu erhalten, müßte man bei jeder Familie und jeder Ehe alle während dieser Zeit erschienenen Kalender durcharbeiten, oder nur die erstmalige Aufnahme einer Familie benutzen, da nur in diesem Jahr auch die verstorbenen Glieder mit aufgenommen werden, um das Material vollständig zu bekommen. Ob solche richtigen Berechnungen gemacht worden sind, erscheint mir nicht sicher.

Selbst wenn in einem kleinen Teile des Adels eine gewisse Geburteneinschränkung stattfände, würde das doch ohne Belang auf die allgemeinen Ziffern sein. Aber ich kann das Vor-

---

[1]) Seite 603.

handensein der von Brentano suggerierten Auffassung, weder für die erwähnten Adelskreise noch für andere, z. B. bäuerliche Kreise, als eine allgemeine oder herrschende zugeben. Übrigens ist es doch ganz natürlich, daß einzelne Familien aussterben, d. h. sich nicht im Mannesstamm fortsetzen. Das ist schon in allen Jahrhunderten beobachtet worden. Man braucht nur die Besitzernamen von adligen Gütern vor 200 Jahren nachzulesen, um eine große Anzahl nicht mehr bestehender Familiennamen zu finden, und andererseits läßt ein Blick in den Gothaer Kalender des Uradels (z. B. Artikel Bülow) die außerordentliche Fruchtbarkeit einzelner adligen Familen erkennen. Es steht doch sehr dahin, ob nicht bei allen Familien — adligen und bürgerlichen — der Prozentsatz des Aussterbens im Mannesalter ein ähnlicher ist. Beweise lassen sich allerdings für oder gegen eine solche Behauptung schwer erbringen.

Daß es bei den Bauerhofbesitzern sehr kinderreiche Familien, und zwar nicht nur einzelne gibt, sondern, daß ganze Gegenden mit solchem Besitz sich durch Kinderreichtum auszeichnen, ist sicher und kann an folgendem Beispiel nachgewiesen werden. In der Propstei im Kreise Ploen, die von einem niedersächsischen Bauerngeschlecht eingenommen wird und in der zwar kein gesetzlich gebundener Besitz vorhanden ist, in der aber seit alters her der Besitz ungeteilt weitervererbt wird, kann von einer Geburtenbeschränkung nicht die Rede sein, obwohl sich die Wohlstandstheorie bei den meist sehr ansehnlichen Besitzungen angewandt zeigen müßte. Die von mir angestellte Statistik erstreckt sich auf zwei Generationen, und zwar auf die Fruchtbarkeit in den Ehen der jetzigen Besitzer und die Fruchtbarkeit der Mütter des jetzigen Besitzes. Die letzteren hatten im Durchschnitt 5,5 Kinder, die ersteren 4. Nimmt man bei den jetzigen Besitzern nur die Ehen, die 25 Jahre gedauert haben, dann kommt man auf eine durchschnittliche Fruchtbarkeit von 6 Kindern. Man kann danach die durchschnittliche Fruchtbarkeit gerade bei diesen Besitzern als eine hohe bezeichnen.

Den Übergang von den außerhalb der Person liegenden Gründen in der Nachwuchsbeschränkung zu dem rein persönlichen bildet die Sorge um die Zukunft der Kinder. Die Eltern wünschen, daß die Kinder mindestens dieselbe soziale Stellung im Leben als sie selber einnehmen sollen; zu dem Zwecke soll ihnen eine entsprechende Ausbildung zuteil werden, ohne daß hierbei das erworbene Vermögen verringert wird. Diese in Einzelfällen stets vorhanden gewesene und in den jetzigen reicheren und anspruchsvolleren Zeiten jedenfalls verbreitetere Auffassung zeigt eine zu starke Betonung des Materiellen, die eines aufblühenden und emporstrebenden Volkes nicht würdig ist. Wer seiner eigenen Kraft vertraut, wird auch seinem Nachwuchs vertrauen und von ihm erwarten, daß er in geachteter Stellung im Leben vorwärts kommt, auch wenn er keine nennenswerte Stütze durch ererbtes Vermögen oder dergleichen bekommt. Das sonst geradezu in Deutschland sprichwörtliche Ziel war: den Kindern eine möglichst gute Bildung zu geben, damit sie ein gutes Fortkommen — natürlich durch sich selbst — fänden. Diese Auffassung ist zweifellos die richtige, denn sie bedingt ein Aufsteigen der wirklich Tüchtigen, die mindestens einen Teil ihrer Laufbahn eigener Kraft, vielleicht unter Entbehrungen, verdanken und darum um so wertvoller werden. Gewiß ist die Vererbung von Wohlhabenheit oder Reichtümern erfreulich, aber die Sucht danach darf nicht dazu führen, zum Schaden zahlreichen und tüchtigen Nachwuchses Vermögen nur auf ein Kind oder ihrer wenige häufen zu wollen. Wohl mag es Einzelfälle geben, in denen die Beschränkung des Nachwuchses nicht zu verurteilen ist, z. B. bei zerrütteten Vermögensverhältnissen oder offensichtlicher Minderwertigkeit der zuerst geborenen Kinder, aber in der Regel wird die Scheu vor vielen Kindern in der Regel eine Scheu vor dem Kampf mit dem Leben sein. Diese ist aber bei gut vererbungsfähigen Menschen unbedingt zu verurteilen, sie entziehen dem Volke den besten Nachwuchs, die Plusvarianten, die den Durchschnitt heben. Wird durch die höhere Zahl der Kinder und das dadurch bedingte etwas langsamere Vorwärtskommen das Aufsteigen etwas verlangsamt, so ist auch das im Volksinteresse keineswegs zu beklagen. Es ist nicht nachweisbar, doch wird es namentlich in rassehygienischen Kreisen als sicher angenommen, daß sehr rasches Ansteigen zu geringer Proliferation, eventuell zu raschem Aussterben führt. Entsprechende Ansichten bestehen auch in einzelnen großen Handelsemporien.

Daß zahlreiche Geburten in einer Familie diese durch erhöhte Kindersterblichkeit belasten und schädigen müssen, — auch dies ist ein gern angeführter Grund —, kann ebensowenig anerkannt werden, als zugegeben werden muß, daß die Sterblichkeit in kinderreichen Familien häufig recht groß ist. Allein dies liegt lediglich an Sünden gegen die Natur, an dem Unterlassen des Stillens und den meist infolge hiervon zu rasch folgenden Geburten. In wissenschaftlichen Kreisen ist dies bereits vielfach anerkannt, und es ist auch durch von Marie Baum[1]) aufgestellte Ermittlungen an rund 8000 Kindern ein sehr schön gelungener Beweis dafür geführt. Nach einer ihrer Tabellen ist die durchschnittliche Sterblichkeit der ungestillten Kinder 35,28%, sie beträgt bei dem ersten Kinde 26,24%, beim achten und weiteren Kinde durchschnittlich 44,64%. Mit der Länge der Stilldauer nimmt die Sterblichkeit rapide ab, bei 26—39 Wochen Stillzeit sterben von ersten Kindern nur 2,67%, von achten und weiteren Kindern durchschnittlich 8,82%. und bei einer Stilldauer von mindestens 39 Wochen sinken diese beiden Zahlen auf 0,91 und 3,16%. Die durchschnittliche Sterblichkeit dieser am längsten genährten Säuglinge betrug nur 1,46%. Innerhalb dieses statistischen Materials ist also die Todeserwartung im Säuglingsjahr beispielsweise bei nicht gestillten erstgeborenen Kindern dreimal so groß als bei den achten pp. Kindern, die $^{1}/_{2}$—$^{3}/_{4}$ Jahr gestillt sind. Von den beobachteten rund 8000 Kindern stammt der größte Teil aus Familien mit einem auf weniger als 1500 M. geschätzten Einkommen, nur 1422 Kinder sind aus Familien mit 1500 bis 3000 M. Einkommen, und eine erheblich kleinere Zahl stammt von Eltern, die mehr als 3000 M. zu verzehren haben. Ein stärkerer Beweis dafür, daß die natürliche Stilldauer nicht nur für das erste gestillte Kind, sondern auch für alle nachfolgenden ebenfalls gestillten Kinder von dem höchsten Wert ist und daß auch bei dem Höchstmaß von Kindern eine weit unter dem Durchschnitt aller Länder heruntergehende Sterblichkeit vorhanden sein kann, ist wohl noch nie geführt. Da während der Stillzeit meist keine Konzeption eintritt, folgen die Geburten zum Vorteil der Mütter sowohl als der Kinder langsam. Das hat auch noch das Gute, daß die Vergrößerung der Kinderschar sich besser dem meist steigenden Einkommen und der größeren Lebenserfahrung anpaßt.

Daß in einzelnen ländlichen Gegenden absichtliche Geburtenbeschränkungen vorkommen, steht andererseits außer Zweifel.

---

[1]) Seite 236.

Daß diese aber wesentlich bei den Bauerngutsbesitzern vorkommen, kann nicht zugegeben werden. Ein Gegenbeispiel ist die Propstei, und es ließen sich ähnliche Beweise auch noch aus anderen Gegenden beschaffen. Und ebenso läßt sich für manche Bezirke absichtlich geringe Kinderzahl bei ländlicher Bevölkerung ohne Besitz nachweisen, wie dies durch Oldenberg u. a. m. (Abschnitt 15 a. a. O.) geschehen ist. Solche Erscheinungen sind in mehr oder weniger großen Inseln in jeder Bevölkerung nachweisbar und haben dann für ihre Entstehung besondere Ursachen, deren Erklärung nicht immer zu beschaffen, kaum einmal zu vermuten ist. Wenn z. B. in einzelnen kleineren Distrikten eine große Anzahl von Kindern einfach als etwas Unanständiges und Verächtliches gilt, so muß dort ein einzelnes Moment mitgewirkt haben, z. B. der geistige Einfluß einer bestimmten, längst nicht mehr zu benennenden Persönlichkeit, die als Apostel einer aufgegriffenen Idee in beschränkteren Kreisen erfolgreich gewirkt hat. Man will als Entstehungsursache auch lange Besetzung mit französischen Truppenteilen im Anfang des vergangenen Jahrhunderts erkannt haben. Bei dem zähen Festhalten unserer Landbevölkerung an einmal gefaßten Anschauungen — es darf dabei an gewisse Sektengegenden erinnert werden — erscheint das Bestehen solcher Inseln auch sehr wohl erklärlich.

Einen ganz anderen Einfluß auf die Bevölkerung gewinnen aber die Lehren für eine Beschränkung der ehelichen Fruchtbarkeit, wenn sie in eine zahlreiche, gedrängt zusammenwohnende Bevölkerung geworfen werden, die noch dazu einen sehr empfänglichen Boden dafür besitzt. Der ungemein erleichterte schriftliche und mündliche Gedankenaustausch führt zur Annahme der aus mancherlei Gründen willkommen geheißenen anderen Lebensauffassung, die das Ich und sein Wohlergehen zu ungunsten der kommenden Geschlechter und der sie umfassenden staatlichen Organisation in einen unantastbaren Mittelpunkt stellt, die die Lebenskunst in der größten Höhe des eigenen Wohlergehens sucht und auf nichts verzichtet, zugunsten eines anderen schon gar nicht.

Es ist der schrankenlose Individualismus, der nur der eigenen Person leben will, der eine zahlreiche Nachkommenschaft oder eine solche überhaupt ablehnt. Seine Folgen zeigen sich ganz logischerweise darin, daß die Liebe zum Kinde und die Freude am Kinde verschwinden. Solche Vergnügungen, besserer sowohl wie minderer Art, die man sich nur außerhalb des Hauses verschaffen konnte, wurden früher vorzugsweise vom Manne genossen. Die heutige Frau hat es sich erobert, an diesen Genüssen ebenfalls teilzunehmen. Das kostet Geld, direkt nicht nur, sondern auch indirekt, z. B. durch höheren Bekleidungsaufwand, und es liegt nur zu nahe, den erforderlichen Ausgleich im Haushalt durch Ersparnis an Kindererziehungskosten zu finden. Und zu dieser Ausgleichsform kommen die Betreffenden auch noch dadurch, daß sie durch Kinder an der Teilnahme an solchen Genüssen nicht nur finanziell, sondern auch faktisch gehindert werden. Wo nicht oder nicht genügend Dienstboten gehalten werden können, stört die Kinderaufsicht, vom Nähren ganz zu schweigen, an den erwünschten Möglichkeiten, das Haus zu verlassen. Die Mutter namentlich fühlt sich als „Sklavin" und verliert die Freude am Kinde. Diesem wird sie aber besonders fremd, wenn sie es nicht nährt. Das Stillen stellt ein besonders inniges Band zwischen Kind und Mutter her, es zwingt der letzteren Aufmerksamkeit sehr stark auf das erstere, und so entsteht eine wirkliche Kenntnis der Entwicklung des Kindes, damit die erforderliche Fähigkeit im Urteil dessen, was für das Kind richtig ist. Die Beobachtung der ständigen täglichen Fortschritte, die durch eigene Leistungen gefördert werden, bringt die wahre Freude am Kinde. Selten vergegenwärtigt man sich die Fortschritte des ersten Lebensjahres, die schon körperlich außerordentlich bedeutend sind. Nimmt doch ein Säugling, sobald die Ernährung in Gang gekommen ist, zunächst etwa $1/7$ seines Körpergewichts täglich an Nahrung zu sich, und am Ende des ersten Lebensjahres hat er normalerweise sein dreifaches Geburtsgewicht.

In einem nicht kleinen Teile der Bevölkerung verlangt eine mehr oder minder „gehobene Stellung" angeblich gewisse Repräsentations- und Eitelkeitsausgaben, die um so höher geleistet werden, je größer die Neigung zum Vorwärts- und Emporkommen ist. Letzterem ist natürlich eine zahlreiche Kinderschar nicht gerade günstig, wenigstens dann nicht, wenn auf das rasche Aufsteigen verhältnismäßig viel Mittel verwendet werden müssen. Die gesamte so geschilderte Lebensweise mit ihrer erheblichen Unrast ist es aber auch wieder, die den Vater und schließlich auch die Mutter der Kinderstube abwendig macht und ihnen nicht die genügende Zeit läßt, sich in das Wesen der Kinder so zu vertiefen, daß die Liebe zu ihnen so stark wird, daß die Freude an ihnen größer ist als der Hang zu anderen Lebensfreuden. Wer an Kindern, namentlich an ganz kleinen, Genuß haben will, muß Zeit und Ruhe für sie haben. Der Mangel an diesen beiden Dingen hat von jeher den Mann am meisten betroffen und daher hat er in der Regel so wenig Neigung zu ganz kleinen Kindern. Überträgt sich aber die Lebensführung des Mannes immer mehr auch auf die Frau, dann geht auch ihr die Freude am Kinde verloren und sie wird wenigstens gegen eine Vergrößerung der Kinderstube sich ablehnend verhalten.

Typisch für diese Lebensauffassung ist auch folgende Erscheinung in der allgemeinen Denkweise: Früher hörte man von Familienvätern, namentlich solchen, die in einer freien und steigerungsfähigen Erwerbstätigkeit standen und bei denen die Kinderzahl sich mehrte, recht häufig die Ansicht: Es kommen mehr Kinder, da muß ich mehr verdienen und unternehmen. Darin lag nicht nur die Sorge für die Kinder, sondern auch echter Schaffensdrang und Unternehmungsgeist. Dagegen hört man in heutigen Zeiten vielfach die Meinung, man dürfe nicht so viel Kinder haben, weil das Vermögen dann nicht für die ausreiche oder man nicht genügend für ihr Fortkommen sorgen könne. In solcher Sinnesänderung liegt, ganz abgesehen von der Wirkung, wenig Erfreuliches. Es taucht ein großer Mangel an Selbstvertrauen und Unternehmungslust und -kraft auf, und das ist zweifellos kein Moment, das im Sinne des Aufsteigens eines Volkes günstig gedeutet werden kann. Dazu kommt noch ein weiteres. Die heutige großkapitalistische Entwicklung beseitigt die freieren Mittelstandexistenzen, z. B. die kleinen Handwerker und Geschäftsleute in steigendem Maße. Das Heer der Angestellten und Beamten mehrt sich, im Kampfe des Lebens werden Positionen bevorzugt, die ein sicheres, wenn auch vielleicht geringeres als in selbständiger Tätigkeit erzielbares Einkommen gewähren. Auch in der Sozialdemokratie klagt man manchmal über „Ämtchenhunger". Nach bekannten Statistiken ist aber die Kinderzahl speziell in festbesoldeten Kreisen besonders gering. Es ergibt sich also auch aus dieser Umformung der Lebensberufe ein Grund der Geburteneinschränkung. Das stimmt ganz mit dem von Wolf betonten „Ordnungssinn"[1]) zusammen. Der Festbesoldete,

---

[1]) Seite 41 ff.

der seine Einkünfte, ich möchte sagen, allzu genau übersieht, rechnet sehr ängstlich bureaukratisch. Und wenn auch dem Gegenteil, dem Leichtsinn, niemals das Wort geredet werden darf, gibt es doch dazwischen etwas, das man gesunden Wagemut nennt.

Daß die Aufzucht von Kindern absolut teurer geworden ist, unterliegt gar keinem Zweifel, aber die Steuerstatistik zeigt uns doch, daß die durchschnittlichen Einkommen eine erhebliche Steigerung erfahren haben. Daß alles teurer wird, ist niemals ein Grund zur Klage, wenn das erhöhte Einkommen diese Steigerung mindestens ausgleicht. Daß das der Fall ist, ist nicht zu leugnen, und damit ist bewiesen, daß an Kindern nicht gespart zu werden braucht. Es ist auch nicht richtig, daß die Eltern zugunsten eigener Kultursteigerung den Haushalt in bezug auf Nachkommenschaft einschränken müssen. Kulturell in Deutschland sich zu heben, ist keine teure Sache und stellt keine erheblichen Anforderungen in bezug auf Wohlstand. Um so teurer sind die Genüsse der Vergnügungen einer oberflächlichen Zivilisation.

Wie im Gesamtstaat gibt es auch für den Staat im Kleinen, die Familie, eine Besorgnis der Überbevölkerung, hervorgerufen durch die verschiedensten Formen des Neo-Malthusianismus, der mit großem Unrecht diesen Namen trägt, da Malthus von einer Beschränkung der ehelichen Fruchtbarkeit nichts wissen wollte. Daß die neuen Lehren einen großen Erfolg haben, liegt offen auf der Hand. So bunt wie ihr Inhalt, so verschieden sind die Mittel, die empfohlen und angewendet werden. Sehen wir von der selteneren, aber z. B. in einer preußischen Provinz direkt nachweisbaren ehelichen Enthaltsamkeit und der Onania conjugalis ab, so ist die Zahl der präventiven Mittel in ihren Formen sehr mannigfaltig und so verbreitet, daß sie zum ständigen Lager gewisser Geschäfte und regelmäßigen Vorrat bestimmter Hausierergruppen gehören. Kaum gibt es noch abgeschiedene Winkel des Landes, in die diese „Kulturgüter" nicht getragen werden. Hieran schließt sich die Steigerung: die Beseitigung der trotz aller Vorsicht eingetretenen Folgen, die nach ärztlichen Anschauungen innerhalb und außerhalb der Ehe in einem sehr starken Wachsen begriffen ist. Die „Wiederherbeiführung der gestörten Mensus" mit sehr einfachen Mitteln, überhaupt die Beseitigung des keimenden Lebens im embryonalen Zustand ist kaum mehr ein mögliches

Objekt für den Staatsanwalt, und auch die „Unterbrechung"
der Schwangerschaft, die Beseitigung des Foetus, die Einleitung
frühzeitiger Geburten sind Verbrechen, die verhältnismäßig selten
zur Ahndung kommen. Am gefährlichsten wirkt hier die Lehre
eines Teiles der Mutterschaftsbewegung, die richtiger gesagt, eine
Bewegung gegen die Mutterschaft ist. Erstere kennt nicht den
Schutz des Kindes im Mutterleibe, betrachtet es vielmehr als einen
Teil des Körpers der Mutter, die über ihn die freie Verfügung hat.
Das ist dann der Gipfel der Verdrehung unserer natürlichen
Rechtsbegriffe und unseres ge tenden Rechtes.

Die Ablehnung der Mutterschaft zugunsten des eigenen „Ich"
scheut unter Umständen also keine Mittel. Dabei sei bemerkt,
daß der Vorwurf der Frau allein, die ja der stärker betroffene
Teil ist, keineswegs gemacht werden kann. Ebensowenig darf
geleugnet werden, daß Enthaltsamkeit in vielen Fällen nicht nur
erlaubt, sondern auch geboten sein kann. Das gilt unbedingt bei
gewissen Erkrankungen eines Teiles oder beider, z. B. an Tuberkulose, es gilt mit Rücksicht auch auf die Konstitution der Frau
und aus anderen physiologischen Gründen. Die Unterdrückung
des Willens zum Kinde ist unter solchen Umständen nicht nur
erlaubt, sondern sogar geboten.

Wohl kann es ein Übermaß an Nachwuchs geben, sowohl in
bezug auf den Staat als auf die einzelnen Familien. Allein es ist
noch kein zwingender Nachweis geführt, daß, wenigstens in Kul-
turstaaten, bedrohliche Verhältnisse in bezug auf die notwendigen
oder wünschenswerten Lebensbedingungen dauernd eingetreten
oder zu befürchten sind. Alle Berechnungsversuche für die Vermehrung der Bevölkerung haben sich als unrichtig in bezug auf
die Höhe erwiesen, von Malthus an, und den Stillstand, ja Rückgang der französischen Bevölkerung hat noch vor wenigen Jahrzehnten niemand anzunehmen gewagt.

Wann speziell in Deutschland ein Stillstand des Geburtenrückganges eintreten wird und bei welcher Zahl, kann niemand
voraussagen, obwohl Berechnungen über das größtmögliche Anwachsen der Bewohnerzahl gemacht sind, die sich auf das Mindestmaß der Geburtenzahl und dessen Erreichung einerseits und die
voraussichtliche Abnahme der allgemeinen Sterblichkeit andererseits stützen. Charakteristisch bei allen Schätzungen ist, daß
fast jede, die vorgenommen wird, genau nach dem Alter ihrer

Vornahme sich verhält; je jünger sie ist, desto niedriger ist ihr Ergebnis, von Malhus an bis neuerdings zu Wolf. Hatte sich noch ganz kürzlich Elster in einem Vortrage an die Annahme gehalten, daß die Bevölkerung Deutschlands um 1950 die Zahl von 120 Millionen erreicht haben werde, so sind Prinzing und Steinmann - Bucher[1]) der Ansicht, daß um diese Zeit nur 100 Millionen vorhanden sein würden. Letzterer setzt bei seiner Berechnung ein Sinken der Geburtenziffer von 32 auf 20, der Sterbeziffer von 18 auf 12, die ersteren von 1909 gerechnet, voraus. Es ist doch sehr fraglich, ob diese Veränderungen richtig geschätzt sind. Für die Geburtenziffer mag bemerkt werden, daß Frankreich die 20 bereits unterschritten hat, schon unter 19 steht und wir bei uns in den Großstädten Ziffern haben, die von diesen gar nicht mehr weit entfernt sind[2]). Nehmen wir hinzu, daß die Geburtenzahl jetzt bei uns geradezu sprunghaft stürzt und für eine Besserung sich keine Wahrscheinlichkeit, geschweige denn ein Beweis zeigen läßt, dann müssen wir die Erreichung der Zahl 20 vielleicht nicht unbeträchtlich früher vermuten, selbst wenn wir eine unerhörte Friedenszeit von 80 Jahren genießen sollten. Ist doch die preußische Zahl in den letzten 25 Jahren von 39,1 auf 30,2 gesunken. Gleiche Verhältnisse vorausgesetzt, würde die deutsche Zahl von 1909 an 12 Punkte in $33^1/_3$ Jahren, also schon 1942 erreichen. Die Kurve stürzt aber in letzter Zeit unverhältnismäßig viel rascher, sie sank in Preußen von 1901—1911, also in 10 Jahren, von 37,4 auf 30,2. Bei Kürzung der Differenz auf 7 würde nach der Gleichung $7:10 = 12:x$ die Ziffer 20 bereits in 17 Jahren, also 1929 erreicht sein. Mag nun das eine oder andere Exempel der Wahrheit näher kommen, so glaube ich doch jedenfalls daraus folgern zu können, daß auch die letzthin bekannt gewordenen Schätzungen noch bedeutend zu hoch sind.

Besonders lehrreich für den Sturz in der Geburtenhäufigkeit sind Zahlen, die Julius Wolf neuerdings gegeben hat[3]). Ich führe von diesen den Rückgang auf 10000 der Bevölkerung an nach den dort gegebenen Dreijahrsperioden: er betrug 1898—1901 5, 1901—1904 17, 1904—1907 20, 1907—1910 25.

Nicht viel anders steht es mit der allgemeinen Sterblichkeits-

---

[1]) Bei Wolf, Seite 179.
[2]) Schöneberg-Berlin hat Paris bereits geschlagen.
[3]) Nr. 283 des Tag, Ausgabe A vom 3. Dezember 1912.

ziffer. Ihrem Sinken ist ein verhältnismäßig schnelles Abflauen vorauszusagen, und daß sie überhaupt noch nicht auf ganz festen Füßen steht, zeigt das Jahr 1911, das lediglich durch seine sommerlichen Temperaturextravaganzen in Preußen eine Steigerung von 16,00 auf 17,2 bewirkte, statt einer weiteren Abnahme, die nach dem Durchschnitt von 1887—1910 0,275 betrug. An der erwähnten Steigerung war die Altersklasse von 0—1 Jahr mit derselben Kopfzahl, rund 30 000 beteiligt, wie alle anderen Altersklassen zusammen. Legen wir die preußische Zahl von 0,275 jährlich der deutschen Abnahme zugrunde, so wäre eine Abnahme der Sterblichkeit um 6 Punkte in nicht ganz 22 Jahren, also 1931 erreichbar. Die Möglichkeit regelmäßiger Abnahme dieser Ziffer nach einem längeren Durchschnitt ist aber eine ganz bedeutend kleinere. Dafür sprechen hauptsächlich zwei Gründe.

Erstens haben wir die Haupterfolge in der Bekämpfung der allgemeinen Sterblichkeit hinter uns, sie ist gewissermaßen aus dem Groben herausgearbeitet, und es ist deswegen nicht mehr möglich, so große Zahlenerfolge wie früher zu erreichen. Allerdings kann noch eine Ausnahme zugegeben werden, und zwar in bezug auf die Minderung der Säuglingssterblichkeit.

Zweitens ist der Rückgang der allgemeinen Sterblichkeitsziffer teilweise eine Täuschung. Er resultiert bei einem großen Teil der Bevölkerung auf einer Lebensverlängerung; besser gesagt, auf einem Aufschub des Sterbens. Der Steigerung der durchschnittlichen Lebensdauer ist natürlich ein Ende gesetzt; auch die künftigen Erfolge werden sich verlangsamen. Sobald aber nur eine geringere oder gar keine Verbesserung der Lebensdauer eintritt, muß klarerweise die Sterblichkeitsziffer, wenn natürlich auch nur vorübergehend, eine Steigerung erfahren. Eine zuverlässige Berechnungsmethode hierfür scheint nicht zu bestehen. Unter Berücksichtigung der beiden angeführten Momente nehme ich ein Sinken der Sterbeziffer auf 12 mit anderen auch erst für etwa 1950 an. Ist aber meine Schätzung des Sinkens der Geburtenziffer auf ein Mittel 1936 richtig, dann werden 1950 längst nicht 100 Millionen erreicht.

Wie steht es aber mit dem Einfluß der geringen Kinderzahl in der Familie auf die Qualität des Nachwuchses? Es gibt in Frankreich eine Gruppe, die sich mit den Worten tröstet: „Weniger Franzosen, aber desto bessere Franzosen", und sogar in

Deutschland hat man in öffentlichem Vortrage von offizieller Stelle Ähnliches erklärt. Kaum kann etwas Unrichtigeres gedacht werden. Wo ist jemals der Beweis geführt worden, daß eine zahlreiche Kinderschar — natürlich abgesehen von ganz außergewöhnlichen Zahlen — geringwertiger heranwächst als die Ein- oder Zweikinder? Daß aber dem einzigen Kinde besondere Gefahren drohen, sowohl in psychischer als in physischer Beziehung, kann jedenfalls nicht dem geringsten Zweifel unterliegen. Die Epitheta „Muttersöhnchen", „Mamakind" und vor allen Dingen „Angstkind" finden wir in der Regel bei einzelnen Kindern, abgesehen davon fast nur bei dem jüngsten Kinde, das aus psychologischen Gründen — es bleibt in gewissem Sinne das einzige, wenn die älteren zum Leidwesen der Mutter flügge geworden sind — dem einzigen ähnlich behandelt wird, und bei wirklich außergewöhnlicher Pflege bedürftigen Kindern. Die Gefahren des „Einkindes", zu einer Minusvariante zn werden, hat in bezug auf die körperliche Entwicklung Friedjung an der Hand von Material aus eigener Praxis dargelegt[1]). Er stellt je 100 Einzelkinder und ebensoviel andere aus seiner Praxis gegenüber. Von den ersteren waren nur 13 normal oder annähernd normal, 87 dagegen mehr oder weniger neuropathisch, während von den letzteren 69 als normal und nur 31 als neuropathisch anzusehen waren. Neben Ängstlichkeit, nächtlicher Unruhe, Launenhaftigkeit und zu rascher Intellektentwicklung weist er besonders auf die allgemeine Ernährungsstörung der Einzelkinder hin. Die Einzelheiten bieten ein trübes Bild, dessen Entstehung er im Grunde auf das Übermaß der auf solche Kinder gehäuften Liebe und Zärtlichkeit zurückführt. Neter, Kinderarzt wie Friedjung betrachtet diese Frage mehr vom pädagogischen Standpunkt und schildert in eingehender Weise die Gefahren des Milieus, in dem die Einzelkinder aufwachsen. Man kann ihm nur beistimmen, wenn er den Grund einer bedauerlichen Entartung einerseits in einem Zuviel, andererseits in einem Zuwenig der notwendigen Erziehungsfaktoren sieht. Die Konzentration der in erster Linie Berufenen, der Eltern, besonders der Mutter, auf das eine Kind wirkt zu stark bevormundend auf seine geistige Entwicklung. Typisch ist eine kleine Geschichte, die Neter erzählt[2]): Auf eine

---

[1]) Seite 3 ff.
[2]) Neter, Elternbriefe Seite 64.

3*

Frage an das Kind, wie es die Eltern nennen, antwortet es: Papa nennt mich „Fritz" und Mama „Fritz, laß das". Das zu viele Beobachten, das ständige Verbieten, das zu starke Bewahren vor kleinen Unannehmlichkeiten macht ängstlich und unselbständig; die wichtigste Anlage für den späteren Lebenskampf wird verpfuscht, das Kind lernt nicht im kleinen für das spätere Leben. Das Überkommene und Gelehrte genügt nicht, vielmehr ist das persönliche Sammeln von Erfahrungen notwendig, einerseits um das Gelehrte zu verstehen und anzuwenden, andererseits um eigene Gedanken zu bekommen. Entwickelt sich der Geist nur durch Überkommenes, dann entsteht die Altklugheit; in der Psyche spiegeln sich nur die Erfahrungen und Kenntnisse der Erwachsenen wieder, das paßt nicht zu dem Kinde und macht es nur so unsympathisch. Der dafür gewählte Ausdruck „Frühreife" ist kein richtiger, denn wenn es auch manches früher weiß und kann wie andere, wird es doch dadurch noch lange nicht lebensreif, steht vielmehr darin oft hinter anderen Kindern zurück. Zur Förderung des Intellekts, dessen unnatürliche Anspannung auf den Körper zurückwirkt und das Nervensystem schädigt, zum Ausgleich dieser Schädigungen, setzt oft eine falsche Ernährung und auch eine falsche Pflege ein; letztere womöglich unter Ausschaltung der Beteiligung des Kindes. Im ganzen wird das stets betreute und angeregte Kind passiv, wenn es sich allein überlassen wird, und dann entsteht natürlich Langeweile, die sich in der typischen Frage solcher Kinder äußert: Mama, was soll ich jetzt tun? Die Phantasie, die sonst dem Kinde so reichlich innewohnt, ist, wenn nicht zerstört, so doch gelähmt. Die Krone solcher Vorgänge ist dann die auch dem Kinde selbst zum Bewußtsein gebrachte Vergötterung, es wird absolut egozentrisch. Selbstverständlich verfahren nicht alle Eltern so, aber die Gefahr für ein solches Handeln ist vorhanden, namentlich da es an Zeit dafür dem Einzelkinde gegenüber nicht gebricht.

Auf der anderen Seite fehlen sehr wichtige Erziehungsfaktoren, die Geschwister. Genügendes Zusammenkommen mit anderen Spielgefährten ist oft schwer durchzuführen und wird auch öfter absichtlich verhindert.

Eins der wichtigsten Worte in der Kinderstube ist das Wort „abgeben", das so unendlich verschiedene Bedeutung hat. Das Teilen mit den anderen von materiellen und ideellen Dingen, von

Spielzeug und Naschwerk, von Elternliebe und geschwisterlicher
Zuneigung, das Ertragen von Ungleichmäßigkeiten, hin und wieder
auch Ungerechtigkeiten der Nächsten, das Unterdrücken des dadurch hervorgerufenen Neides oder der Bitterkeit sind die Vor-
studien für das spätere Leben, deren Mangel nachher bitter emp-
funden wird. Manche wertvolle Eigenschaft treibt in der Kinderstube ihre ersten Blüten, manche schlechte wird abgeschliffen.
Ehrgefühl, Verträglichkeit und Mut haben den besten Boden zur
Entfaltung, Schüchternheit und vor allen Dingen Egoismus und
falscher Individualismus werden abgestreift.

Was von dem einen Kinde gilt, gilt in verringertem Maße
auch von wenigen; besonders trifft es natürlich beim Zweikinder-
system zu, und da wieder in erhöhtem Maße. So ist die schwach
besetzte Kinderstube für ihren oder ihre Insassen ein recht un-
günstiges Moment in bezug auf die körperliche und geistige Entwicklung.

Und was ist die Folge der zurückgehenden Fruchtbarkeit in
den Kulturländern, die immer mehr Arbeitskräfte verlangen?
Die nicht zu besetzenden Plätze werden mit Angehörigen anderer
Rasse besetzt. Seit Mitte der neunziger Jahre ist Deutschland
bereits von einem Auswanderungs- ein Einwanderungsland geworden, die Zahl der Einwanderer übersteigt seitdem die der
Auswanderer[1]). Frankreich zählt, wie schon bemerkt, auf ca.30 Franzosen einen Fremden, in Deutschland findet eine starke Slawen-
vermehrung statt. Der Rückgang der Geburten begünstigt zum
Schaden der Kultur die Völkerwanderung aus dem Osten, in der
wir nach Treitschke noch mitten darin stehen.

Für die Art der Bekämpfung des Geburtenrückganges fehlt es
an Vorschlägen nicht, die teils negativer, teils positiver Natur sind.
Zur ersteren gehören die Erörterungen über die gesetzlichen Bestimmungen betr. Aborte und Prävention.

Die Urteile über die strafgesetzlichen Bestimmungen betr. die

---

[1]) In der Pentade 1905—1910 ist zwar wieder eine kleine Abnahme der Bevölkerung durch Wanderungen (Stat. Jahrbuch für
den Preuß. Staat 1911 Seite 66) in Erscheinung getreten, aber sie
ist minimal, nämlich —0.12%. Das Reich weist für 06—10 ebenfalls ein Überwiegen der Auswanderung mit 0,5 auf. Andererseits
haben die im Reich ansässigen Ausländer in der Dekade 1900/1910
von 778000 auf 1259000 zugenommen (vgl. Deutsches Statistisches
Jahrbuch).

Abtreibungen gehen im wesentlichen dahin, daß sie wenig nutzen, und der Vorentwurf für das neue deutsche Strafgesetzbuch will sogar die bisherigen Strafen mildern. Wenn, wie bereits oben ausgeführt ist, die Gesetzgebung auch die Straftaten auf diesem Gebiet sehr schwer und nur in seltenen Fällen zu treffen vermag, so sollte doch nicht der geringste Versuch ihrer Beseitigung, ihres Abbaus oder ihrer Milderung gemacht werden. Bei der sehr steigenden Zahl der Aborte würde ein solches staatliches Vorgehen die Bevölkerung nur zu noch stärkerem Vorgehen ermutigen, sie würde in diesen praktischen Konzessionen unbedingt eine Art Anerkennung ihrer Unmoral erblicken und darnach sich verhalten. Man kann sehr wohl Gesetze, deren Anwendung im Erfolge problematisch ist, bestehen lassen, muß sie sogar bestehen lassen, wenn ihre Aufhebung, wenn solches Vorgehen als eine Art Bankerotterklärung der Staatsmoral aufgefaßt werden würde. Es sind das dieselben Gründe, die gegen die Aufhebungen von Bestimmungen gegen homosexuelle Handlungen sprechen.

Schon etwas mehr Erfolg möchte das Verbot der Herstellung des Feilhaltens, Anpreisens, Verkaufens usw. von Mitteln zur Verhütung der Empfängnis haben. Eine Ergänzung des Strafgesetzbuches in dieser Beziehung wäre sehr wertvoll. Das Bestreben der Händler nach Absatz dieser Ware bringt einen sehr erheblichen Personenkreis auf die Gedanken und damit die Handlungen für Geburtenbeschränkung. Die Agitation für den Absatz ist in ihren Folgen schlimmer als der Absatz selbst.

Auch eine positive Gesetzgebung auf diesem Gebiet kann einen, wenn auch nur bescheidenen Erfolg bringen. Bekanntlich ist die Kinderzahl bei den Festbesoldeten gering, und es lag deswegen und bei dem riesigen deutschen Beamtenheer nahe, in der Besoldung zwischen Verheirateten und Unverheirateten zu unterscheiden. Eine solche Differenzierung besteht bereits teilweise, nämlich bei den Zwangszölibatären, den katholischen Geistlichen und den Lehrerinnen. Es dürfte durchaus möglich sein, das freiwillige Zölibat ähnlich zu behandeln und die ersparten Summen zu Zulagen an besonders kinderreiche Familien zu verwenden. Der Einwand, daß viele Beamte doch nicht nur für ihre Familie, sondern auch für Eltern und Geschwister zu sorgen hätten, ist wenigstens so lange hinfällig, als er auch bei Zwangszölibatären nicht berücksichtigt wird. Daß der Gehalt lediglich wegen der

Leistungen gezahlt würde, ist absolut kein Grund gegen diese Maßnahmen, denn der Gehalt richtet sich nach der Kategorie ohne Unterscheidung der Leistungen der ihr Angehörenden. Auch Alterszulagen wären kaum mit solcher Auffassung zu vereinbaren. Dagegen sind französische Vorschläge für die Bevorzugung kinderreicher Beamten in ihrer Laufbahn undiskutabel.

Auch sonst wird von der allgemeinen Gesetzgebung einiges erhofft. Ein steuerliches Kinderprivileg besteht schon; es entstand aber wohl mehr im negativen Sinne, d. h. zur Schonung des notdürftigen Einkommens, als im positiven Sinne, d. h. als Anreiz zur Volksvermehrung. Jedenfalls ist aber daran wertvoll, daß auch hier die Staatsmoral zur Dokumentierung kommt, die eine große Familie dadurch gut heißt, daß sie ihr Erleichterung gewährt.

Auch nach der Junggesellensteuer und gegen Aszendenten- und Deszendentensteuern ist gerufen worden. Beides geschieht mit Recht; im besonderen ist die letzgenannte Steuer gefährlich für diejenigen Kreise, bei denen die Sorge der materiellen Zukunft der Kinder ein wichtiges Moment ist; sie kann für Beschränkung des Nachwuchses anreizen.

Der aus Frankreich kommende Vorschlag für Prämierungen zahlreicher Nachkommenschaft dürfte in die Gedankenwelt des Deutschen Volkes nicht hineinpassen.

Es liegt schon in der Sache selbst, daß die direkten Mittel der Gesetzgebung wenig geeignet sind, ernstlichen Einfluß auf die Geburtenhäufigkeit auszuüben. Ein wenig mehr darf man schon von der indirekten Gesetzgebung erwarten, von einer solchen, die in bezug auf Haus und Land dem Entstehen einer zahlreichen Familie Vorschub leistet. Verbesserung der städtischen Bebauung und der inneren Kolonisation können wie auf vielen anderen so auf diesem Gebiete nutzen. Nicht nur die Enge der städtischen Wohnung, sondern auch die vielfach festgestellte Neigung der Vermieter, die kinderarmen Familien zu bevorzugen, muß ungünstig auf die Proliferation wirken. Die in vernünftigen Grenzen und auf solider Grundlage betriebene Ansiedlung kleiner Landwirte vermehrt eine Bevölkerungsgruppe, die die fruchtbarste ist, weil ihnen die Kinder schon im frühesten Alter nützlich sind und weil sie zu den unternehmenden freien Berufen gehört. Mit Wolf[1] sei auf die außergewöhnlich starke Kolonisation sowohl

---

[1] Seite 192.

im europäischen wie asiatischen Rußland hingewiesen, die beträchtliche Bevölkerungszahlverschiebungen zu ungunstenDeutschlands herbeiführen muß. Das stärker bevölkerte Land wird dem Staat den doppelten Vorteil bringen, daß es nicht nur sich selbst, sondern auch mit dem Überschuß die Industrie mit Arbeitskräften versorgt, an denen es jetzt an beiden Stellen mangelt.

Alles dies gehört aber zu dem, das man nach einem früher viel gebrauchten agrarischen Wort richtig als „kleine Mittel" bezeichnen muß. Ein wirklicher Erfolg könnte nur in einem mächtigen Wandel der Lebensauffassung, in einer Regeneration von Liebe und Wunsch zum Kinde, in einer „Renaissance" beruhen. Zu einer solchen inneren Volkserneuerung gehört auch ein Zurückdrängen des schrankenlosen Individualismus und Egoismus. Daß die älteren religiösen Grundsätze dem günstig wären, läßt sich ebensowenig bestreiten, als daß die Emanzipation von diesen religiösen Auffassungen unzweifelhaft im Steigen begriffen ist. Ein einfacher Appell an den Patriotismus auf diesem Gebiet wird schwerlich eine Wirkung haben. Anderen Orts ist er aber möglich, denn in Japan, dessen Religion man in allerdings nicht ganz exakter Weise den Patriotismus nennen kann, steigt die Geburtenzahl ganz beträchtlich. Das japanische Volk mit der hohen Auffassung seiner Zukunft, seinem Expansionsdurste, weiß den Wert des Menschenmaterials durchaus richtig einzuschätzen.

Die einzige Hoffnung einer gesunden Umkehrung beruht auf dem Einfluß der führenden Geister der Nation. Es ist in hohem Grade erfreulich, wenn die Lehren des Brentano und seiner Schüler jetzt durch einige hervorragende Nationalökonomen bekämpft werden, und es ist zu hoffen, daß ihre Auffassungen allmählich sich durchsetzen und das Volk durchdringen. Der Übermittlung ihrer Lehren an die weitesten Volkskreise sollte sich der Staat durch belehrenden Einfluß auf die Jugend unbedingt annehmen, z. B. dafür sorgen, daß im Geschichtsunterricht der Beispiele genug liefern kann, der Wert eines ebenso zahlreichen wie kräftigen Volkes dauernd den Schülern vor Augen gestellt wird.

Wenn eine solche Regeneration möglich ist, bedarf es jedenfalls eines längeren Zeitraumes für ihre Entstehung. Bis zu solchem höchst problematischen Zeitpunkte gibt es nur einen Ausgleich, den der Minderung der Sterblichkeit und der Festigung der Konstitution, vor allen Dingen im frühesten Lebensalter.

Sehr vieles läßt sich hier erreichen, auch in dem jetzigen unvollkommenen Zustand unseres Wissens, das uns noch keine Erkenntnis gebracht hat, was der natürliche Grund unseres Sterbens ist. „Eines wirklich natürlichen Todes, wo die Organe ohne alle im strengen Wortsinn pathologische Abnormitäten sind und höchstens solche Veränderungen sich finden, welche man als greisenhafte bezeichnet, ... dises Todes sterben nur verschwindend wenige", sagt Nothnagel in seinem berühmten Vortrage über das Sterben[1]), und er fügt hinzu: „Immerhin gibt es etliche unter den Millionen, bei welchen auch die schärfste klinische Beobachtung, die sorgfältigste Durchforschung keine krankhafte Veränderung der Organe und Körpergewebe erkennen läßt." Unendliches trennt uns davon, der Menschheit zu normaler Gesundheit zu verhelfen. Der erste Schritt ist beim Säugling.

Der Anteil der Säuglingssterblichkeit an der allgemeinen war ein sehr hoher, er ist ällmählich im Sinken begriffen, wie die folgenden beiden Tabellen zeigen. Da ein gewisser Zusammenhang zwischen der Abnahme der Geburtenzahl und der Abnahme der Säuglingssterblichkeit besteht, der übrigens, wie die bestehenden Kurven von Rösle beweisen, in den einzelnen Städten durchaus nicht regelmäßig hervortritt und da ferner in den betrachteten Zeiträumen auch die Gesamtsterblichkeit eine Neigung zur Abnahme hat, so sind in der Tabelle 1 die relativen Zahlen für Preußen angeführt und zwar:

Geburtenzahl		Sterblichkeit aller Altersklassen auf 1000 Einwohn.	Säuglingssterblichkeit auf 1000 Geburten
1901	36,52	20,7	269,69
1902	35,83	19,3	209,37
1903	34,73	19,9	230,48
1904	35,04	19,5	222,42
1905	33,77	19,8	229,66
1906	34,00	18,0	214,27
1907	33,23	17,96	200,99
1908	32,09	18,03	206,21
1909	32,00	17,11	191,10
1910	30,83	16,13	177,07
1911	29,36	17,21	212,30

---

[1]) Seite 11 ff.

Setzt man nun in jeder Reihe die Zahlen für das Jahr 1900 gleich 100, so erhält man folgende Tabelle 2:

Geburtenzahl		Gesamtsterblichkeit	Säuglingssterblichkeit
1901	100,0	100,0	100,0
1902	98,1	93,2	77,6
1903	95,1	96,1	85,4
1904	95,9	94,2	82,4
1905	92,4	95,7	85,2
1906	93,1	87,0	79,5
1907	91,0	86,8	74,5
1908	87,9	87,1	76,5
1909	87,6	82,7	70,9
1910	84,4	77,9	65,7
1911	80,4	83,1	78,7

Alle 3 Zahlengruppen haben also von 1901—1910 eine absteigende Tendenz; die Kurve für die Säuglingssterblichkeit aber fällt tiefer ab als diejenige der Geburtenzahl und der Gesamtsterblichkeit, und sie hat seit dem Jahre 1906 eine Neigung zu starkem Abfall, die nur durch das abnorme Jahr 1911 wieder eine stärkere Abweichung erfährt.

Immer aber bleibt der Anteil des ersten Lebensjahres an der Gesamtsterblichkeit noch ein unerhört hoher. Hier heißt es mit aller Macht einsetzen.

Teil II.

Die Bekämpfung der Säuglingssterblichkeit.

Es gilt die Durchführbarkeit der Säuglingsfürsorge zu beweisen. Die Richtlinie muß sein: staatliche und gemeindliche Erziehung des Volkes unter gleichzeitiger Darbietung der hierfür nötigen Einrichtungen und unter Mitbeteiligung freier Kräfte.

So ungemein wichtig die Entwicklung der Spezialwissenschaft auf dem Gebiete der Pädiatrie, so grundlegend und unentbehrlich die Kinderheilkunde für diese Arbeit auch ist, so fällt doch der Löwenanteil der Praxis gegenüber der Theorie zu. Dementsprechend ist auch die Aufwendung von Mitteln durch Reich und Staat einerseits und die Kommunen sowie den mit ihnen arbeitenden Stiftungen und Wohlfahrtsorganisationen andererseits zu bemessen.

Das Reich, das keinen Gebrauch von der ihm verfassungsgemäß zustehenden Ermächtigung gemacht hat, Maßregeln der Medizinalpolizei auf diesem Gebiete zu übernehmen, ist in eine allgemeine Bekämpfung der Säuglingssterblichkeit nicht eingetreten. An finanziellen Mitteln wendet es lediglich eine Summe von jährlich 60 000 Mark zur Unterstützung eines wissenschaftlich und sozial arbeitenden Zentralinstituts, des Kaiserin-Auguste-Viktoria-Hauses zur Bekämpfung der Säuglingssterblichkeit im Deutschen Reiche auf. Außerdem arbeitet das Kaiserliche Gesundheitsamt in statistischer und aufklärender Weise,

Die Staaten überlassen den Kampf gegen die Krankheit und den Schutz der Gesundheit den Kommunen. Sie bilden die Ärzte aus, aber im allgemeinen nicht fort. Die Zahl der pädiatrischen Ordinariate mit eigenen Kinderkliniken an den Universitäten ist gering. Bei der ungemein großen Bedeutung dieses Wissenschaftszweiges für die Volksgesundheit sollten sie vermehrt, auch für Vermehrung der Säuglingsbetten in den Kinderkliniken gesorgt werden. Kinderheilkunde ist leider kein Prüfungsfach des medizinischen Staatsexamens. Die ärztliche Fortbildung liegt im wesentlichen in privater, allerdings anerkannter und offiziell geförderter Hand. Die Fortbildungskurse des Preußischen Kriegsministeriums, die sich im wesentlichen auf aktive Militärärzte beschränken, kommen bisher nicht in Frage.

Im Verwaltungswesen fehlt es z. B. in Preußen nicht an sorgsamer Beobachtung und wertvollen Anregungen und Ermittlungen seitens der Zentralinstanz. Ihr ideelles Eingreifen, namentlich die Tätigkeit der Medizinalabteilung des Ministeriums des Innern und die nimmermüde Anregung des Geheim. Obermedizinalrates Dr. Dietrich ist in hohem Grade dankenswert. Nur müßte der Staat sich auf einen metallischeren Boden stellen können, denn mit den im Etat enthaltenen 55 000 M., von denen erfreulicherweise 40 000 M. dem obengenannten wissenschaftlich- und sozialarbeitenden Institut, dem Kaiserin-Auguste-Viktoria-Hause zufließen, ist nicht viel tatkräftige materielle Unterstützung möglich. Man sollte die Staatsmaxime wenigstens insoweit ändern, als man Mittel zur Fürsorge für das Gedeihen der gesunden Kinder bereit stellt, weil es sich hier um die Lösung eines den Staat in seinen vitalsten Interessen treffenden volkswirtschaftlichen und rassehygienischen Problems handelt. Es ist dabei nicht erforderlich, daß der Staat der Träger des Unternehmens wird, es genügt, wenn er nach dem Muster der Jugendpflege diejenigen auch materiell unterstützt, die für Durchführung der Arbeit geeignet sind. Es mag darauf aufmerksam gemacht werden, daß die subventionierte Jugendpflege auch die körperliche Ertüchtigung umfaßt. Mit den Staatsgrundsätzen läßt sich aber sehr wohl eine finanzielle Unterstützung desjenigen Teils der Säuglingsfürsorge vereinigen, der in der Volksbelehrung besteht. Und gerade dieser Teil ist es, der, wie unten weiter auszuführen sein wird, den wesentlichsten Rückgang der Säuglingssterblichkeit bewirken und die erforderliche Grundlage zur besseren physischen Entwicklung im Lebensbeginn schaffen muß. Wie wir oft durch die Kinder an die Eltern kommen, so müssen wir hier umgekehrt durch die Eltern, im wesentlichen durch die Mutter, an das zarteste Kindesalter kommen. Säuglingsfürsorge, besser Kleinkinderfürsorge ist ohne Mutterfürsorge überhaupt nicht denkbar, möge letztere nun in Sorge für das körperliche Wohl als Mutter oder in deren geistiger Ausbildung für den Mutterberuf bestehen.

Die Aufwendungen anderer Staaten für den Säuglingsschutz sind übrigens teilweise beträchtlich höher als in Preußen. Bayern gibt aus dem Etat und indirekt durch eine Lotterie über 100 000 M. jährlich, Hessen stellt für die Organisation einen Verwaltungsbeamten auf Staatskosten. Ungarn, das zielbewußte, energische Rasseland, beherbergt in seinen 17 Asylen und 300 Kolonien nicht weniger als 56 000 Kinder und hat einen Staatsaufwand von ca. 10 Millionen Kronen jährlich, von welcher Summe ein wesentlicher Teil auf die Säuglingsfürsorge zu rechnen ist.

Zu den unbedingten, staatlicherseits zu erfüllenden Pflichten in der Säuglingsfürsorge gehört ein zweckmäßiger Ausbau der Vormundschaft, namentlich für die unehelichen und armen Kinder. Tritt eine energische und zielbewußte Fürsorge für diese rechtzeitig, d. h. möglichst schon vor der Geburt, ein und wird sie verständnisvoll durchgeführt, dann kann ein Heer von Menschen, das jetzt verkümmert, zu in geistiger und körperlicher Beziehung vollwertigen Menschen herangezogen werden. Den unehelichen, an seinem Erscheinen schuldlosen Säugling den Fehler seiner Eltern entgelten zu lassen, ist weder ethisch, noch christlich richtig, sondern eine Barbarei. Die Einwendung, daß die Fürsorge für uneheliche Säuglinge die Unmoral fördere, ist nur dann richtig, wenn sie den Fehler macht, die Mutter bedinglos von ihrem Kinde zu entlasten. Jede Hilfe gegenüber dem Hilflosen hat ihr Maß, sowohl in geistiger wie in wirtschaftlicher Beziehung; sie muß über das Erforderliche weder nach unten noch nach oben hinausgehen. Das Übermaß, mit welchem der unehelichen Mutter das Kind ganz abgenommen wird, ist freilich zu verurteilen, denn das erschwert, daß sie zu einer nachhaltigen Erkenntnis ihres Handelns kommt. Eine Verbindung mit dem Kinde muß bestehen bleiben, sie muß nach ihren wirtschaftlichen Kräften zu seinem Unterhalt beitragen. Auch der Druck für einen persönlichen Zusammenhang darf nicht fehlen; freilich ist seine Ausführung nicht eben einfach. Gute Ansätze sind in manchen Wöchnerinnenheimen gemacht, in denen die Entbundene auch über die Schutzfrist hinaus solange als möglich mit ihrem Kinde behalten wird, das von der Anstalt während derjenigen Stunden versorgt wird, in denen sie auf Arbeit geht. Die neueren Unternehmungen dieser Art bestehen noch nicht lange und sind auch nicht zahlreich genug, um aus ihrer Wirksamkeit feste Schlüsse zu ziehen. Im einzelnen wird wohl noch etwas herumgetappt, und ebenso erscheint es zweifelhaft, ob die erziehliche Tätigkeit an der Mutter überall ausreichend ist. Als vorbildlich kann eine ältere schwedische Anstalt bezeichnet werden. Diese Art der geschlossenen Fürsorge kann aber niemals die Frage allein lösen. Gegenüber der ungemein großen Zahl der unehelichen Mütter und Säuglinge — im Jahre 1910 sind in Deutschland 172 384 uneheliche Kinder geboren — und den entsprechenden geradezu ungeheuren anstaltlichen Versorgungskosten wird, wie überall in der Säuglingsfürsorge, der offenen Fürsorge auch hier der Löwenanteil zufallen.

Daß die Fürsorge durch den ehrenamtlichen Einzelvormund im wesentlichen versagt hat, braucht nicht mehr bewiesen zu werden und ist durch die Einführung der Berufs- und Sammelvormundschaft anerkannt worden.

Den Vormündern, mögen sie noch so treffliche und gewissenhafte Menschen sein, geht in den weitaus meisten Fällen die Kenntnis, wenigstens die Sicherheit ab, wenn sie in bezug auf nicht ausreichenden körperlichen Zustand einschreiten sollen. Dem Einzelvormund ist die Beschaffung von Pflegestellen und die Verfolgung von Rechtsansprüchen nicht leicht, jedenfalls nicht so geläufig, daß alles mit der wünschenswertesten Schnelligkeit geschehen kann.

Das Bürgerliche Gesetzbuch hat es zwar bei der ehrenamtlichen Vormundschaft belassen, gibt der Landesgesetzgebung im § 136 des Einführungsgesetzes aber das Recht, über eine begrenzte Berufsvormundschaft Bestimmungen zu treffen. Es kann dennoch 1. der Vorstand einer unter staatlicher Aufsicht oder Verwaltung stehender Erziehungs- oder Verpflegungsanstalt oder ein Beamter alle oder einzelne Dienste und Pflichten eines Vormundes für diejenigen Minderjährigen erhalten, die in der Anstalt oder unter Aufsicht des Vorstandes oder des Beamten in einer von ihm ausgewählten Familie oder Anstalt oder der Beamte kann auch nach der Beendigung der Erziehung oder der Verpflegung bis zur Volljährigkeit des Mündels diese Rechte und Pflichten behalten, unbeschadet der Befugnis des Vormundschaftsgerichts, einen anderen Vormund zu bestellen, 2. können die Vorschriften der Nr. 1 bei unehelichen Minderjährigen auch dann gelten, wenn diese unter Aufsicht des Vorstandes oder des Beamten in der mütterlichen Familie erzogen oder verpflegt werden, 3. kann der Vorstand einer unter staatlicher Verwaltung oder Aufsicht stehenden

Erziehungs- oder Verpflegungsanstalt oder ein von ihm bestimmter Angestellter der Anstalt oder ein Beamter von den nach § 1776 des Bürgerlichen Gesetzbuches berufenen Personen zum Vormunde der zu 1 und 2 bezeichneten Minderjährigen bestellt werden; 4. kann im Falle einer nach 1—3 stattfindenden Bevormundung von der Bestellung eines Gegenvormundes abgesehen, auch können in solchem Falle die nach § 1852 a. a. O. zulässigen Befreiungen statuiert werden.

Preußen hat im Artikel 78 des Ausführungsgesetzes zwar die Anstaltsvormundschaft eingeführt, aber im Gegensatz zu Sachsen leider nicht die generelle Vormundschaft über uneheliche Kinder, nur angeordnet, daß auf Grund ortsstatutarischer Bestimmungen Beamte der Gemeindeverwaltung alle oder einzelne Rechte und Pflichten eines Vormundes für diejenigen Minderjährigen übertragen werden können, welche im Wege der öffentlichen Armenpflege und unter Aufsicht der Beamten entweder in einer von diesen ausgewählten Familie oder Anstalt oder, sofern es sich um uneheliche Minderjährige handelt, in der mütterlichen Familie erzogen oder verpflegt werden.

Demnach könnte in Preußen ein uneheliches Kind erst dann unter Generalvormundschaft kommen, wenn es bzw. seine Mutter der Armenpflege bereits anheimgefallen sind, und wenn dementsprechend tatsächlich verfahren würde, wäre diese Vormundschaft in den meisten Fällen nutzlos oder von geringem Wert, da sie meist erst Monate nach der Geburt des Kindes einsetzen könnte. Glücklicherweise hat die Praxis geholfen, indem sie den Berufsvormund in solchen Fällen auf Grund einer Abmachung mit dem Vormundschaftsgericht zum Einzelvormund ernennt. Es ist bedauerlich, daß der preußische Staat nicht die vollen Befugnisse des Bürgerlichen Gesetzbuches ausgenutzt hat, denn ohne deren Anwendung ist die im allgemeinen außerordentlich hohe Sterblichkeit der unehelichen Kinder und ihre spätere Verwahrlosung nicht zu vermeiden. Einige große Städte haben statutarische Bestimmungen erlassen, aber in dem weitaus größten Teil des Staates bleibt die Arbeit Vereinen und Einzelpersonen überlassen, die für die Erfüllung dieser Aufgabe durchaus unzulänglich sind. Nur eine absolute Durchführung der Vormundschaft über die Unehelichen kann den Säugling vor Tod oder Siechtum retten und den richtigen Grundstein zur Beseitigung späterer

Verwahrlosung, einer großen Gefahr für das Staatsleben, legen. Es hindert das auch nicht, wie es das Verfahren in Sachsen lehrt, daß in geeigneten Einzelfällen mit Einverständnis des Berufsvormunds ein wirklicher Einzelvormund ernannt wird. Gerade aber beim Säugling, auch beim gesunden, kann jeder nicht schnell genug reparierte Fehler unvergleichlich rasch zur Katastrophe führen. Aus diesen Kindern, wenn sie geistig und körperlich nicht genügend versorgt werden, rekrutiert sich ein sehr beträchtlicher Teil der gegen die Strafgesetze Verstoßenden. Will man der Entwicklung der unehelich Geborenen zu Minderwertigen oder Untauglichen erfolgreich entgegenwirken, dann muß mit dieser Arbeit schon von der Geburt an bzw. schon vor der Geburt begonnen werden. Die körperliche Entwicklung im ersten Lebensjahre legt den Hauptgrund für das Corpus sanum als Gefäß für die mens sana. Auch die Ernennung des Einzelvormundes dauert selbst bei promptem Arbeiten der Behörde zu lange. Die Anmeldung beim Standesamt, dessen Mitteilung an das Gericht, die Befragung des Waisenrates, Ladung und Verpflichtung des Vorgeschlagenen, der gern abzulehnen sucht und zu diesem Zwecke aufschiebende Weiterungen macht, nehmen viel Zeit in Anspruch. Der mit dem nötigen Stabe von genügend sozial ausgebildeten Säuglingspflegerinnen umgebene, selbst in sozialen und hygienischen Kenntnissen hochstehende Berufsvormund kann mit seinen Machtbefugnissen rasch, sicher und erfolgreich arbeiten. Er verfügt über die nötigen guten Pflegestellen, kann mit verständiger Hilfe alle kontrollieren und zur Beseitigung der schlechten beitragen, kann namentlich als Angestellter einer großen Stadt die rechtzeitige Unterbringung der Kinder auf dem Lande veranlassen, ehe ihre Umwelt ihnen gefährlich wird. Er fordert mit der nötigen Geschäftsgewandtheit die von dem Einzelvormund oft ungemein ungeschickt und langsam, oft auch erfolglos angeforderten Alimente ein und entlastet dadurch die Mutter und den Armenstaat. Sehr wesentlich ist auch die Aufsicht über den Ortswechsel und die daraus sich ergebende Überweisung. Ein Beispiel für Erfolg in solchen Einrichtungen ist Leipzig. Dort betrug die Summe der im Jahre 1910 eingezogenen Alimentenbeiträge nicht weniger denn rund 366 000; seit 1900 zahlten die unehelichen Väter weit über 2 Millionen Mark.

Gegen schlechte Eltern, deren Handeln oder Unterlassen das

Leben des Säuglings gefährdet, bietet das Bürgerliche Gesetzbuch in den §§ 1666 und 1838, dem sich das preußische Fürsorgegesetz vom 2. Juli 1900 in § 1 Nr. 1 anschließt, eine Handhabe. Voraussetzung der Entziehung des Sorgerechts ist dessen Mißbrauch, Vernachlässigung des Kindes oder unsittliches Verhalten des Vaters.

Die Reichsgewerbeordnung (Novelle vom 28. Dezember 1908) kennt einige Bestimmungen zugunsten des Mutterschutzes, direkter und indirekter Art, in den §§ 137 ff., 154 a. Es ist verboten, Arbeiterinnen zu der Nachtzeit, d. i. von 8 Uhr abends bis 6 Uhr morgens, ferner am Sonnabend sowie an Vorabenden der Festtage nach 5 Uhr nachmittags zu beschäftigen. Die Beschäftigung darf nicht länger als 10 bzw. an den Vorabenden der Sonn- und Festtage 8 Stunden dauern, es muß einstündige Mittagspause gewährt werden, und nach Beendigung der täglichen Arbeitszeit ist eine ununterbrochene Ruhe von mindestens 11 Stunden zu gewähren. Arbeiterinnen, die ein Hauswesen zu besorgen haben, sind auf ihren Antrag $1/_2$ Stunde vor der Mittagspause zu entlassen, wenn diese nicht mindestens $1^1/_2$ Stunden beträgt. Wöchnerinnen dürfen vor und nach ihrer Niederkunft im ganzen während 8 Wochen nicht beschäftigt werden. Ihr Wiedereintritt ist an den Ausweis geknüpft, daß seit ihrer Niederkunft wenigstens 6 Wochen verflossen sind. Arbeiterinnen dürfen nicht in Kokereien und nicht zum Transport von Materialien bei Bauten aller Art verwendet werden. In den weiteren Bestimmungen werden Kontrollmaßregeln gegeben und einige Ausnahmen gestattet. Auch hat der Bundesrat die Ermächtigung, die Verwendung von Arbeiterinnen für gewisse Fabrikationszweige, die mit besonderen Gefahren für Gesundheit oder Sittlichkeit verbunden sind, gänzlich zu untersagen oder von besonderen Bedingungen abhängig zu machen, und von dieser Befugnis ist in größerem Umfange Gebrauch gemacht worden.

Auf die Notwendigkeit solcher und ähnlicher Bestimmungen hatte schon Seine Majestät der Kaiser hingewiesen, als er auf dem 1890 in Berlin tagenden internationalen Arbeiterschutzkongreß sagte: „Das Arbeitsverbot für Wöchnerinnen hängt mit der Hebung der Rasse zusammen; deshalb darf in solchen Sachen das Geld keine Rolle spielen."

Bereits nach dem alten Krankenversicherungsgesetz von 1883 hatten die Kassen — abgesehen von Gemeinde- und Hilfskrankenkassen — für 3 Wochen nach der Entbindung eine Unterstützung zu geben, und zwar in Höhe des Krankengeldes. Auch konnte als freiwillige Leistung Erhöhung des Krankengeldes und einiges andere von ihnen beschlossen werden. Die Novelle von 1892 schrieb für die genannten Kassen als Mindestleistung eine Unterstützung in Höhe des Krankengeldes an solche Wöchnerinnen vor, welche innerhalb des letzten Jahres, vom Tage der Entbindung an gerechnet, mindestens 6 Wochen hindurch einer auf Grund des Gesetzes errichteten Kasse oder einer Gemeindekrankenversicherung angehört haben, auf die Dauer von mindestens 4 Wochen nach ihrer Niederkunft, und soweit ihre Beschäftigung nach den Bestimmungen der Gewerbeordnung für eine längere Zeit untersagt ist, für diese Zeit. Daneben war u. a. die statutarische Erhöhung der Wöchnerinnenunterstützung auf 6 Wochen und die Ausdehnung einer solchen Bestimmung auf die Ehefrauen der Versicherten, wie bereits in dem Gesetz von 1883 zulässig.

Die Reichsversicherungsordnung hat gegenüber diesen Bestimmungen einige Fortschritte zu verzeichnen (§§ 195 ff.). Wöchnerinnen, die im letzten Jahre vor der Niederkunft mindestens 6 Monate hindurch auf Grund der Reichsversicherung oder bei einer knappschaftlichen Kasse gegen Krankheit versichert gewesen sind, erhalten ein Wochengeld in Höhe des Krankengeldes für nunmehr 8 Wochen, von denen mindestens sechs in die Zeit nach der Niederkunft fallen müssen (§ 195). Krankengeld kann nebon Wochengeld nicht gewährt werden. Für Mitglieder der Landkrankenkassen, die nicht der Gewerbeordnung unterstehen, wird die Dauer des Wochengeldbezuges durch die Satzungen mit einem Spielraum von 4—8 Wochen bestimmt (§ 145). Weiter gibt das Gesetz die Befugnis, der Wöchnerin mit ihrer Zustimmung an Stelle des Wochengeldes Kur und Verpflegung in einem Wöchnerinnenheim zu gewähren. Hat sie in solchem Falle bisher von ihrem Arbeitsverdienst Angehörige ganz oder überwiegend unterhalten, so ist neben der Anstaltspflege für die Angehörigen ein Hausgeld im Betrage des halben Krankengeldes zu zahlen. Unter gleicher Voraussetzung kann die Kasse auch Hilfe und Wartung durch Hauspflegerinnen gewähren und dafür das Wochengeld bis zur Hälfte abziehen (§ 196). Den versicherungspflichtigen Ehefrauen oder allen weiblichen Versicherungspflichtigen können Hebammendienste und ärztliche Geburtshilfe, die bei der

Niederkunft erforderlich werden, unter Voraussetzung der oben erwähnten Zugehörigkeitsdauer zur Kasse zugebilligt werden (§ 198).

Weiter kann die Satzung Schwangeren, die der Kasse mindestens 6 Monate angehören, ein Schwangerengeld in Höhe des Krankengeldes bis zur Gesamtdauer von 6 Wochen gewähren, wenn sie infolge der Schwangerschaft arbeitsunfähig werden; sie kann auf die Dauer dieser Leistung die Zeit der Gewährung des Wochengeldes vor der Niederkunft anrechnen, und sie kann Hebammendienste und ärztliche Behandlung zubilligen, die bei Schwangerschaftsbeschwerden erforderlich werden (§ 199).

Den zuerst erwähnten Wöchnerinnen (§ 195) kann ein Stillgeld bis zur Höhe des halben Krankengeldes und bis zum Ablauf der 12. Woche nach der Niederkunft gewährt werden (§ 200).

Endlich kann versicherungsfreien Ehefrauen der Versicherten Wochenhilfe zugesprochen werden. Hinzu kommt noch eine bedeutende Ausdehnung des Kreises der Versicherten und eine Hinaufsetzung der Einkommensteuergrenze auf 2500 M.

Diese Bestimmungen haben namentlich deswegen, weil sie meist fakultative sind, eine gewisse Enttäuschung hervorgerufen. Daß man nicht endlich die Schwangerschaftsbeschwerden der weiblichen Versicherungspflichtigen als Krankheit im Sinne des § 217 ansieht und entsprechende Bestimmungen für solche Fälle vorschreibt, ist sehr bedauerlich. In den meisten Fällen wird die Arbeit die Ursache sein, daß Beschwerden in der Schwangerschaft eintreten, diese also nicht normal verläuft, und deswegen sollte man, in unserer sozialdenkenden Zeit sich nicht ängstlich an theoretische Wortdefinitionen, wie hier bei dem Worte Krankheit, halten. Diesem Standpunkte würde auch entsprechen, daß bei Besorgnis von nicht normalen Entbindungen die Unterbringung in eine Entbindungsanstalt gefordert werden kann und daß die durch die Schwangerschaft bedingte Arbeitsunfähigkeit durch ein Schwangerengeld in Höhe des Krankengeldes für einen gewissen Zeitraum entschädigt werden muß. Diese Leistungen obligatorisch zu machen, wäre aber nicht nur allein deswegen richtig gewesen, weil der Anlaß zu ihrer Gewährung in der Regel auf Arbeitsfolgen zurückzuführen sein wird, sondern auch darum, weil in ihnen ein wesentliches Mittel zur Vermeidung anderer Versicherungsleistungen, nämlich langdauernder Krankenunterstützungen, auch von Invalidenrentenzahlungen liegt. Das gilt von diesen Leistungen wohl in besonders hohem Maße und hätte um so eher berücksichtigt werden können, als in der Reichsversicherungsordnung der Weg zur Zusammenfassung der Versicherungszweige wenigstens äußerlich beschritten worden ist. Fakultative Leistungen der Kassen werden außerdem nicht allzu häufig und meist nur dort beschlossen, wo die Lage der Versicherten ohnehin günstiger ist. Es darf auch nicht vergessen werden, daß für die Erhaltung der Arbeitsfähigkeit namentlich der Frau besonders schwerwiegende Gründe sprechen, da der Anlaß für ihre Arbeit meist darin zu suchen ist, daß sie an Stelle des natürlichen Ernährers ihrer Kinder steht oder zur notwendigen Ergänzung seines Verdienstes mithelfen muß.

Ebenfalls bedauerlich ist es, daß man den großen sozialen Gedanken des Stillgeldes nur in fakultativer Form in das Gesetz hineingearbeitet hat. Wenn auch zuzugeben ist, daß diese Leistung nicht direkt auf dem Gebiete der Krankenversicherung zu fordern ist, so liegt in ihr doch eine ungeheure Bedeutung, die allerdings weit über den Rahmen des Gesetzes hinaus wirken würde. Sie würde geradezu bahnbrechend für die Anerkennung und Durchführung des wichtigsten Teils der Säuglingsfürsorge, der natürlichen Ernährung sein. Friedrich der Große schrieb im Allgemeinen Landrecht das Stillen vor und gab dem Ehemanne die Entscheidung über dessen Durchführung. Möchten wir in moderner Gesetzgebungsform, auf einem Gesetzgebiete, das einen erheblichen Teil der Bevölkerung betrifft, das in so erschreckender Weise zurückgegangene Stillen schützen und belohnen.

Die Reichsversicherungsordnung kennt also eine gewisse Mutterschaftsversicherung für erwerbstätige weibliche Personen und für Ehefrauen Versicherter, sie hat auch den Kreis der bisher Einbezogenen erheblich erweitert, aber die meisten Leistungen sind für die Kassen fakultativ, es werden lange nicht alle erwerbstätigen Frauen erfaßt und es bleibt ein großer Kreis nicht erwerbstätiger weiblicher Personen ausgeschlossen, für die der Ausgleich der Wochenbett- usw. Kosten im Wege der Versicherung eine wirtschaftliche Notwendigkeit ist. Wohl können weibliche Personen, die aus der Versicherungspflicht ausscheiden, diese freiwillig fortsetzen, und es können auch gewisse selbständige Arbeiterinnen mit einem begrenzten Einkommen sich freiwillig versichern, aber sie müssen dann die vollen $^3/_3$ der Beiträge zahlen, und auch dann noch bleibt ein Heer von Frauen ohne Mutterschaftsversicherung, die sie recht nötig hätten.

Es würde auch manche öffentlich Versicherte sich gern durch weitere Beiträge höhere Leistungen verschaffen, um für die Zeit des Erwerbsausfalles, in einer Zeit, in der gerade besonders hohe Ausgaben entstehen, die sonst verdiente Summe voll zu erhalten. Übrigens ist auch das Verbleiben in der Invalidenversicherung von Vorteil, namentlich in bezug auf ein etwaiges Heilverfahren.

Die bestehenden sozialpolitischen Gesetze bieten hiernach sowohl in bezug auf den Kreis der Betroffenen als die Möglichkeit genügender Leistungen nichts Ausreichendes.

Daß erhöhte Leistungen für die Schwangern und Entbundenen, namentlich bei hohem Schwangeren- und Wochengeld, günstig auf die Minderung der Säuglingssterblichkeit einwirken, ist zwar nicht in umfangreicher Weise, aber doch bei einzelnen Fabrikkrankenkassen sicher nachgewiesen. Die Sterblichkeitsziffer bei den Säuglingen der Kassenmitglieder ist ganz beträchtlich zurückgegangen und hat hier unbedingt ihren Grund in der Schonung der Mutter vor und nach der Geburt. Umgekehrt beweist der hohe Prozentsatz der Sterblichkeit von Säuglingen fabriktätiger Mütter, der in einzelnen Gegenden z. B. für die Textilindustrie nachgewiesen ist, die traurigen Folgen der Arbeit zu schonungsbedürftigen Zeiten. Der Schaden trifft Mutter sowohl als Kind, und nicht nur in einfach nachweisbaren Formen, wie Fehlgeburt, Frühgeburt, schwerer Entbindung, langem Wochenbett, schlechter Ernährung oder frühem Tod des Kindes, sondern auch in anderen, z. B. in später oder allmählich auftretender Verschlechterung der Konstitution der Mutter, in angeborener Konstitutionsminderwertigkeit des Kindes und allen üblen Folgen solcher Deklassierung zu Minusvarianten. Die Erfahrungen und Berechnungen großer Ortskrankenkassen erweisen überhaupt, daß die weiblichen Versicherten die männlichen an Zahl und Dauer der Erkrankungen übertreffen und bringen damit auf der einen Seite den Beweis, daß der Frauenkörper den Arbeitsgefährdungen weniger gewachsen ist, wie auf der anderen Seite die Mahnung, im Interesse des Aufwachsens eines gesunden Geschlechts diese Gefährdungen auf das Mindestmaß herabzusetzen.

Für die Einrichtung einer genügenden Mutterschaftsversicherung können drei Faktoren in Betracht kommen, das Reich, die Gemeinde und freiwilliger Zusammenschluß, letzterer unter Beteiligung der freiwilligen Liebestätigkeit, oder Kombinationen dieser drei Arten. Abgesehen von einer einzigen kommunalen Mutterschaftskasse gibt es einige wenige in Baden, die von der Heidelberger Propagandagesellschaft eingerichtet sind. An Stelle des Reiches könnten wohl kaum mit Rücksicht auf die sozialpolitische Materie die Staaten treten. Für dieses sowohl als für die Gemeinde ergibt sich in bezug auf den Kreis der Versicherten eine beträchtliche Schwierigkeit. Es wird in den bisher bestehenden Mutterschaftskassen eine Carenzzeit von mindestens neun Monaten verlangt und diese Voraussetzung ist schlechterdings unerläßliche Vorbedingung für ihr finanzielles Bestehen. Dieser Zeitraum ist so bemessen, daß nur solche Personen Aussicht auf Beiträge haben, die noch keine werdenden Mütter sind. Gestatten die genannten Faktoren aber unter solchen Voraussetzungen Ledigen den Beitritt, so rütteln sie an dem untersten und sichersten Aufbau des Staates, der Familie, denn sie heißen es dann mit der Annahme solcher Versicherung indirekt gut, daß die Ledige ein Kind erzeugt, ohne zu heiraten.

Erwägt man die Heranziehung der drei genannten Faktoren, so darf gesagt werden, daß die freiwillige Liebestätigkeit auf diesem Gebiet in Gemeinschaft mit der Selbsthilfe billig nur als propagandistische Tätigkeit aufgefaßt werden kann. Sie kann selbstredend keine ausgedehnte, geschweige denn genügende Versicherung herbeiführen. Die Übernahme dieser Leistungen auf die Kommune würde nur dann von Wert sein, wenn sie allgemein wäre, d. h. wenn durch Gesetz angeordnet würde, daß sie die Trägerin werden und ein bestimmter Personenkreis zwangsweise beitreten muß. Die Belastung der kommunalen Haushalte würde dabei eine sehr große werden; bei einem gewissen Spielraum in den Leistungen würden diese in ärmeren Gegenden stets auf dem Mindestmaß bleiben, auch die Spannung der Kommunalabgaben zwischen reichen und armen Gemeinwesen eine noch unerträglichere als jetzt werden. Ohne ein Mitwirken des Reichs ist eine brauchbare Mutterschaftsversicherung jedenfalls nicht zu schaffen.

Neben den materiellen Bedenken gegen die Durchführbarkeit, die aber beseitigt werden müssen, entsteht noch eine weitere Schwierigkeit. Das ist das Verhältnis zu den öffentlichen Krankenkassenleistungen. Der Vorschlag, die Mutterschaftsversicherung den genannten Kassen anzuschließen, erscheint nicht gangbar, denn letztere sind für einen bestimmten Personenkreis geschaffen, sind keine allgemeine Volksversicherung, während die Mutterschaftsversicherung eine solche sein soll, allerdings nach obigem Vorschlage nur für Ehefrauen mit einer oberen Grenze des Familieneinkommens. Bei den Krankenkassen müßten dann auch zahlreiche Leistungen obligatorisch gemacht und noch viele andere geändert werden. Andererseits wäre ein Einbeziehen der jetzt zwangsweise oder durch erweiterte statutarische Leistungen Versicherten in die allgemeine Mutterschaftsversicherung ein äußerst schwieriges Werk. Die Belassung der ledigen Arbeiterin bei den Krankenkassen würde weniger Schwierigkeiten bieten, ebenso die Aussonderung der Nur-Ehefrauen für die Mutterschaftsversicherung. Sehr steigen schon die Schwierigkeiten für Ehefrauen als Kassenmitglieder.

Zurzeit liegen jedenfalls noch keine greifbaren Vorschläge für die Lösung dieses hochbedeutsamen Problems vor.

Etwas rückständig ist die Gesetzgebung auf dem Gebiete des Milchverkehrs, namentlich in bezug auf die Bezeichnungen Säuglingsmilch, Kindermilch u. dgl.; die Materie ist nur im Wege polizeilicher Vorschriften teilweise geordnet, die in letzter Zeit eine Verbesserung erfahren haben. Verlangt werden müssen Gesetze über die Haltekinderaufsicht und das Ammenwesen. Letzteres ist ein nicht vermeidliches Übel, wenn man nicht eine übergroße Anzahl Kinder der künstlichen Ernährung zuweisen will, auch ist oft Frauenmilch das einzigste Mittel, ein krankes Kind vor dem Tode oder dauernder Konstitutionsschädigung zu bewahren. Man soll deswegen nicht gemeinhin den Stab über das Ammenwesen brechen, sondern dafür Sorge tragen, daß seine Gefahren und Schäden vermindert werden.

In Deutschland wird die Amme fast ausschließlich ins Haus in Dienstbotenform gemietet, daneben kommen nachbarliche Ammenleistungen ohne oder gegen geringes Entgeld vor, und seit einiger Zeit ist die Anstaltsamme sehr in Aufnahme gekommen. Schon ihre Vermittlung ist heute oft in bösen Händen. Besondere oder allgemeine Mietsbureaus, private Vermittlung namentlich auf dem Lande, auch durch Hebammen und gewisse Entbindungsanstalten, geben nicht die notwendige Gewähr für eine gesunde Amme. Der ideale Zustand vor Abschluß der Ermietung ist der, daß die Amme, ihr eigenes und das zu nährende Kind ärztlich gesund und vor allen Dingen frei von Tuberkulose und Lues befunden sind. Das Ammenkind gewährt einen Rückschluß auf die Mutter, deren Untersuchung auf übertragbare Krankheiten und Stillfähigkeit unerläßlich ist, leider aber lange dauert und die Vermittlung außerordentlich verteuert. Genügende Beobachtung erfordert etwa zwei Monate Anstaltsbehandlung, die jedenfalls das Gute hat, daß in der Zeit das Ammenkind über das am stärksten gefährdete Alter gut hinauskommt, daß die Mutter eine sittliche Erziehung genießt und ihre Liebe zum Kinde gefördert wird. Das Verlangen, die Ammenabgabe gesetzlich nur bestimmten Anstalten zu gestatten, die solche Beobachtungen und Untersuchungen drei Monate einwandsfrei leisten, ist wohl an sich richtig, doch würde es wenigstens heutzutage sozialpolitisch unglücklich wirken, denn dadurch würde der Ammenbezug ein Privileg weniger wohlhabender Familien; beträgt doch der volle Ersatz der Anstaltskosten mehrere hundert Mark, und die vorhandenen Institute würden nicht einmal allen denen Ammen liefern können, die entsprechende Kosten aufwenden können. Man wird sich vorläufig mit geringeren Anforderungen begnügen müssen, aber wenigstens ärztliche Untersuchung von Ammen und Stillkind nach bestimmten Grundsätzen, bei der Amme auch Blutprobe, vorschreiben müssen, denn es soll nicht nur der Säugling vor einer kranken Amme, sondern auch umgekehrt die Amme vor einem kranken Stillkinde geschützt werden. Auch der Zwang, daß das Ammenkind mit der Mutter geht, führt zu weit, aus rein praktischen Gründen schon. Freiwillige Mitaufnahme der Ammenkinder zu deren unleugbar großem Vorteil fängt an sich zu mehren. Unbedingt erforderlich ist aber die gesetzliche Voraussetzung, daß für das Ammenkind einwandfrei gesorgt, seine Unterbringung durch entsprechende Lohneinbehaltung gewährleistet wird. Auch über die Verwendung etwaiger Alimente in solchen Fällen ist Bestimmung zu treffen. Ist das Kind nicht in Anstalts-, sondern in Einzelpflege gegeben, muß regelmäßiger Vorstellungszwang bestehen.

Die gewerbsmäßige Ammenvermittlung wird einer Konzessionspflicht, von der anerkannte Anstalten zu entbinden wären, unter scharfer Kontrolle zu unterwerfen sein. Die Ammenverträge sollen möglichst auf die voraussichtliche Stillperiode abgeschlossen werden, im Interesse der Ammen sowohl als des Stillkindes. Gleichzeitig mit Abschluß des Mietsvertrages muß der Vermittler den Nachweis einer sicheren Pflegestelle für das Ammenkind erbringen. Der weitere Nachweis, daß das Ammenkind drei Monate gestillt ist, ist zwar eine ideale und beachtliche, vorläufig aber in der Praxis undurchführbare Forderung. Zurzeit mag man sich mit einer Forderung von 2 Monaten begnügen. Eine wirklich ausreichende Versorgung des Ammenkindes wird aber nur dann durchführbar sein, wenn der vermittelnden Anstalt die Berufsvormundschaft übertragen und im Falle anderer Vermittlung der Berufsvormund, solange er aber nicht überall vorhanden, etwa die Polizeibehörde zur Kontrolle ausreichender Unterbringung verpflichtet wird.

Das richtigste wäre ein Reichsammengesetz, mindestens aber eine Erweiterung der Konzessionsbestimmungen der Gewerbeordnung in bezug auf Ammenvermittler. Es muß angeordnet werden, daß 1. die gewerbsmäßige Vermittlung von Ammen in einem Ort oder größeren Bezirk nur dann statthaft ist, wenn nicht durch kommunale oder unter Aufsicht stehende Institute dafür gesorgt ist, 2. sie in anderen Fällen von dem Nachweise eines Bedürfnisses abhängig gemacht wird. Möglichst strenge Anforderungen sind an die persönliche Zuverlässigkeit des Vermittlers zu stellen.

Solange wir aber eine so geringe Anzahl Mütterheime usw. wie jetzt haben, aus denen nur ein kleiner Teil des Ammenbedarfs hervorgehen kann und die meist des besten Materials, der kräftigen ländlichen Weiblichkeit entbehren, hieße es durch das volle Verbot der privaten Ammenvermittlung letztere fast unmöglich machen. Es wird ein Übergangsstadium zu schaffen sein, in dem durch eine nicht übermäßige Erschwerung des Ammenbezuges und durch die Erfolge der Stillpropaganda der in Betracht kommende Teil der Bevölkerung allmählich der unnötigen Ammenannahme entwöhnt wird. Es ist auch in vielen Verhältnissen, namentlich auf dem Lande, gar nicht möglich, im Fall rasch eintretenden Bedarfs nach einer Amme alle wünschenswerten Untersuchungen so schnell vorzunehmen, daß das in Betracht kommende Kind nicht darunter erheblich leiden sollte.

Bisher hat von den deutschen Bundesstaaten nur Hamburg die gesetzliche Bahn beschritten und die Untersuchung der Amme vorgeschrieben.

Nach dem tatsächlichen Stande ist die örtliche Verteilung der
Mutter- und Säuglingsfürsorge, wo sie überhaupt schon vorhanden
ist, zwischen den Gemeinden und Wohlfahrtsorganisationen eine
außerordentlich verschiedene. Ganz liegt sie wohl nirgends in den
Händen der ersteren, hin und wieder wohl in Händen der letzteren
Die Zahl der Zwischenstufen ist sehr groß. Die ersten Anfänge
liegen in der Regel bei den Organisationen oder Einzelpersonen;
diese sind meist die Pioniere der sozialen Wohlfahrt gewesen und
haben durch verschiedene Gründe angespornt im ganzen sehr
Ansehnliches geleistet. Sie sind auch absolut nicht zu entbehren,
denn sie haben die wertvollsten Anregungen gegeben, neue Wohl-
fahrtsgebiete oft mit großer Tatkraft und feinem Verständnis er-
griffen. Demgegenüber hat es auch an manchen Fehlern nicht
gemangelt. Der gute Wille ist manchmal größer. gewesen als das
Verständnis, sachgemäße Beratung in der Entwicklung der Pläne
und der Durchführung fehlte oder wurde gar nicht einmal ge-
wünscht. Typisch fehlerhaft ist die Gründung eines Wohlfahrts-
vereins, der sodann ein Betätigungsfeld sucht, während rich-
tigerweise die klare Notwendigkeit der Beackerung eines bestimmten Gebiets zum Zusammenschluß in eine Organisation
führen müßte. Das starke Wachsen wirklich vorhandener Auf-
gaben, das Ausscheiden ohne Ersatz oder das Fehlen leitender
Köpfe, Geldmangel, die üblichen Eifersüchteleien und Zwistig-
keiten, Kämpfe mit rivalisierenden Organisationen oder gar der
Gemeinde selbst haben häufig geschadet; das gute Werk blühte
nicht auf oder stagnierte. Weitschauende Köpfe in der Kommune
haben dann öfter die Gelegenheit wahrgenommen, die Arbeit
ganz oder teilweise auf die Gemeinde zu übernehmen oder sich
wenigstens auf dem indirekten Wege bedingter Subvention eine
Kontrolle oder eine Art Oberleitung zu sichern. Jeder von diesen
Wegen kann nach den örtlichen Verhältnissen richtig sein. Immer
aber ist es falsch, wenn die Organisationen ohne die übliche Füh-
lung mit dem Gemeindewesen und ohne Benehmen miteinander
bleiben. Mögen die Zwecke noch so verschieden sein, es gibt doch
immer Berührungspunkte in der praktischen Arbeit, die zu Störungen führen können. Das städtische Wohlfahrtsamt ist die Zentrale, in der die Fäden zusammenlaufen müssen, ihm müssen durch
Berufung etwa in einen Beirat die Vertreter der Vereine usw. zur
Aussprache, zum Arbeitsausgleich, zur Bewerkstelligung gegen-

seitigen Nachrichtendienstes usw. zugeführt werden. Die Ersparnis an Arbeitskraft und Geldmitteln ist nicht zu unterschätzen. Einige solcher Einrichtungen sind bereits geschaffen und beginnen mit gutem Erfolg zu arbeiten.

Die Gemeinde wird die Organisationen aber auch nach Absolvierung der Pionierdienste nicht entbehren können, namentlich solche nicht, die eine Anzahl wirklich arbeitender Mitglieder haben, und kleinere und ärmere Gemeinden werden zu einer Arbeitsübernahme wohl selten kommen und sich mit Unterstützung und Beratung begnügen müssen. Überall anzustreben ist das Fortbestehen von Vereinen zur Erfüllung solcher Leistungen, die zwar wünschenswert sind, aber doch über das hinausgehen, das dem Gemeindesäckel nützlich und erlaubt ist. Übernimmt die Gemeinde diese Leistungen, so werden sie sofort als kommunale Verpflichtungen angesehen. Dadurch entstehen leicht Übertreibungen, die weder der Sache noch den gemeindlichen Finanzen entsprechen.

Einen maßgebenden oder wenigstens starken Einfluß muß die Gemeinde auf diejenigen Arbeiten haben, die bei einer gewissen Kohärenz untereinander das öffentliche Gesundheitswesen betreffen, gleichzeitig auch die Armenverwaltung interessieren. Säuglings- und Mutterfürsorge, Ziehkinderaufsicht, Fürsorge für Tuberkulöse, namentlich Lungentuberkulöse, für Krebskranke und Alkoholiker, dies alles in Verbindung mit Wohnungspflege sind Gebiete, die sich bei ihrer praktischen Behandlung in den Familien immer wieder treffen, sie sind Arbeiten, die unbedingt in einer gewissen organischen Verbindung ausgeführt werden müssen. Es ist auch trotz einiger theoretisch-medizinischer Einwände nicht nur nützlich, sondern auch richtig, die Ausführung der gesamten Fürsorgezweige sachlich ungeteilt vornehmen zu lassen, wenn die erforderliche Vorsicht in der Praxis beobachtet wird. Der Besuch der Familien durch Schwestern verschiedener Organisationen bringt Verwirrung und Unzufriedenheit. Nur für ganz große Städte mag die Püttersche Ansicht discutabel sein, eine Zweiteilung in der Art vorzunehmen, daß man dem einen Teil der Fürsorgeschwestern die Mutter-, Säuglings-, Ziehkinder-, Armen- und Waisenfürsorge, dem anderen Teil die übrigen oben angeführten Arbeiten gibt. Die private Wohltätigkeit muß es sich ihrerseits ernstlich angelegen sein lassen, Form und Maß ihres Gebens mit richtigem Verständnis auszugestalten. Die gewaltig emporgeblühte und vorbildliche deutsche Wohltätigkeit hat die Kinderschuhe des mehr oder weniger gedankenlosen Gebens ziemlich abgestreift. Die mechanische Unterstützung, die die wirtschaftliche Notlage von Familien oder Einzelnen dadurch zu beseitigen sucht, daß sie das errechnete Defizit womöglich nur in bar und ohne Fürsorge für die richtige Verwendung des Gegebenen deckt, sogar in gutherzigem Übermaß, verschwindet allmählich ebenso wie die niederdrückende Form der allzu großen Belehrung vom erhabenen Standpunkt. Es bricht sich immer mehr die Überzeugung Bahn, daß es gilt, gleichzeitig geistig und materiell zu heben und die brüderliche Hand nur so weit hinzustrecken, daß mit oder ohne Schuld Herabgekommene an ihr nur einen Stützpunkt haben, der gerade so viel gibt, daß der Betroffene fähig ist, sich selbst an ihm in die Höhe zu ziehen. Sonst kann die gute Absicht nur schaden, indem sie das glimmende Fünkchen Selbstvertrauen verlöscht und zur Verbitterung oder Servilität führt. Es wird nicht immer gelingen, das Fünkchen wieder zu einem hellodernden Feuer anzufachen, aber es ist schon wertvoll, wenn es zu einem etwas kräftigeren Brennen kommt. Diese richtige Wohlfahrtspflege ist von besonderem Wert für die Mutter- und Kleinkinderfürsorge, denn sie sichert das Elternglück, das Gedeihen der Familie in ihrem innersten Aufbau.

Die Säuglingsfürsorge im besonderen dringt außergewöhnlich in das Denken und Leben der Familie, namentlich der Mutter ein. Sie tut es deswegen, weil in dem breitesten Teil der Fürsorge, der offenen, die Belehrung des Mädchens, der Schwangeren und der Mutter sowie die Kontrolle des der Mutter Gelehrten in seiner Ausübung am Kinde einen sehr breiten Raum einnimmt.

Wissen ist Macht, und für Bekämpfung der Volksseuchen ist Volkswissen unerläßliche Vorbedingung. Ohne solches kann alle ärztliche Kunst nicht eine einzige Krankheit ausrotten oder auch nur eindämmen. Das schlagendste Beispiel ist nach Gottstein die Krätze. Ihr Erreger ist seit einem halben Jahrtausend bekannt, Pathologie und absolut sichere, einfache Therapie kennen wir seit Jahrzehnten. Und der Erfolg? Trotz des Fehlens einer Krankheitsstatistik kann man aus einigen Zahlen (Krankenhaus- und Heeresstatistiken) mit Sicherheit ein Steigen der Krätzefälle feststellen. Und das ist nur dadurch zu erklären, daß der Sitz dieser Infektionskrankheit sich in dem ungebildetsten, nebenbei auch ärmsten Teil der Bevölkerung befindet. Ohne Berück-sichtigung der Erfassung des sozialen Faktors bleiben auch die ausgezeichnetsten Heilerfolge der deutschen Ärzteschaft nur Stückwerk, am Ganzen gesehen. Der Arzt muß nicht nur willens sein — daran fehlt es ja auch in Deutschland nicht —, sondern auch auf staatlichem und gemeindlichem autoritativem Wege unterstützt und angehalten werden, hygienische Kultur in alle Volksschichten zu tragen. In der einen oder anderen Richtung wird es nicht ohne Zwangsmittel der Bevölkerung gegenüber ab-gehen.

Die jetzige Säuglingssterblichkeit ist im volkswirtschaftlichen Sinne Volksseuche, und Wissen ist Macht, auch in der Kinder-stube. Gewiß liegt in der Mutter, und nicht am wenigsten in der deutschen, eine hohe und starke Anlage zur Aufzucht des Kindes, und sie wird deswegen oft instinktiv und bei der Eigenart der weiblichen Psyche intuitiv das Richtige treffen. Die deutsche Frau hat aber auch unbestritten eine hohe Veranlagung zur Haus-frau, und doch ist es jetzt allgemein anerkannt, daß ihre Ausbil-dung im Haushaltungsunterricht nicht nur dem Familienhaus-halt höchst förderlich, sondern unter den heutigen schwierigen ökonomischen Verhältnissen geradezu eine Notwendigkeit ist. Soweit ist man in der communis opinio in bezug auf Kinder-, na-mentlich Säuglingspflege, leider noch nicht gekommen. Beide Dinge liegen dabei recht parallel: die Anlage ist da, aber die Aus-bildung fehlt. Nur der Unterschied ist vorhanden, daß das Ob-jekt, für das ausgebildet werden soll, bei der Säuglingspflege ein viel wertvolleres ist. Man darf getrost sagen: Der Kampf gegen die Säuglingssterblichkeit in seinem innersten und nachhaltigsten Wesen ist eine geistige pénétration pacifique, ein unterrichtliches Durchdringen der deutschen Frauen und Mädchen, das nicht früh genug begonnen werden kann. Junge Mütter, die nicht in der Lage sind, eine ausgebildete Pflegerin annehmen zu können, trei-ben sehr häufig eine gefährliche experimentelle Säuglingspflege, deren Folgen für das Gedeihen der Nachkommenschaft recht ver-derblich sein würden, wenn sie nicht durch natürliche Begabung gemildert werden. Die bezahlte Pflegerin, wenigstens die für das gesunde Kind, soll außerdem nicht dazu da sein, die Mutter zu ersetzen — es sei denn, dan sie fehlt oder aus triftigen Gründen ausgeschaltet ist —, sondern um sie zu unterstützen. Die Fürsorge muß als Hauptzweck haben: die Massenbelehrung. Die Kenntnis von Pflege und Ernährung muß Gemeingut der deutschen Frauenwelt werden, ehe dies zur praktischen Anwendung schreitet; sie ist ein Unterrichtsgegenstand, der an Wirklichkeit den Vergleich mit jedem anderen aushält und sollte dem jungen Mädchen unter allen Umständen gelehrt werden, ehe es zur Ehe schreitet. Über den Zeitpunkt eines solchen Unterrichtsbeginns gehen die Meinungen noch auseinander. Diejenigen, die den frühesten Anfang, im letzten Jahr der Volksschule, als unrichtig bezeichnen, tun dies aus dem gleichen Grunde, aus dem sie den Haushaltsunterricht in diesem Alter für verfrüht ansehen; sie halten das Fassungsvermögen in dieser Jugendzeit noch nicht für ausreichend und deswegen die angewandte Zeit für verschwendet zum Schaden anderer Disziplinen. Diese Ansicht ist falsch. Die natürliche weibliche Begabung schon in diesem Alter kann nicht bestritten werden, und was vielleicht noch mehr mitspricht, ist die praktische Notwendigkeit. Es ist nicht nur die Tatsache zu berücksichtigen, daß ein gar nicht unbeträchtlicher Teil der eben aus der Volksschule entlassenen jungen Mädchen, die zur Haushalt- oder Fabrikarbeit noch nicht die körperlichen Kräfte besitzen, sofort in die Kinderpflege eintritt, sondern noch mehr die Tatsache, daß ein noch viel höherer Prozentsatz der Volksschülerinnen schon mit Wartung von Säuglingen, von Geschwistern oder von Kindern bei Nachbarn betraut wird. Es ist deswegen ein einfaches Gebot der Praxis, ihnen die elementaren Begriffe dieses Gebiets zur rechten Zeit beizubringen. Übertrieben ist es andererseits, wenn der Unterricht, wie es ein Frauenverein in Irland tut, schon bei 8—9jährigen Mädchen beginnt, es sei denn, daß im Anschluß an das heute zu hart verurteilte Puppenspiel den „little mothers" allereinfachste Anleitungen gegeben werden. Hierin liegt jedoch schon, daß solches Verfahren sich kaum von Spielerei entfernt. Aber 12—14jährige Mädchen haben das Fassungsvermögen, die einfachsten Grundsätze der Reinlichkeit und der Ernährungstechnik sowie der Bekleidung und der Wartung in sich aufzunehmen. Auch der von Schulmännern als besonders schwerwiegend bezeichnete Mangel an Anschauungs- und Demonstrationsobjekten ist nicht vorhanden; das kann in Form einer lebensgroßen Gliederpuppe ersetzt werden, und Flaschen, Windeln u. dgl., sind unschwer zu beschaffen. Neuerdings hat Dr. Borchardt auf Veranlassung des Kaiserin-Auguste-Victoria-Hauses die Unterrichtserfolge in New-York untersucht und hat dabei festgestellt, daß die little mother-leagues, die nur 12- und 13-jährige Mädchen umfassen, sich vortrefflich bewähren.

Dieser Unterricht ist auch bis auf weiteres noch aus dem Grunde so notwendig, weil eine volle Durchführung der Pflichtfortbildungsschule für Mädchen noch im weiten Felde steht. In dieser können selbstverständlich höhere und ausreichende Anforderungen an den Lehrstoff gestellt werden. Daß dieser aber unbedingt zum Unterricht gehören muß, ist streng zu fordern, entgegen der törichten Anschauung gewisser Frauenbewegungskreise, die dies Fach für die sog. gelernten Arbeiterinnen ausschalten wollen. Alle Ziele, die eine Frauenbildung zum Schaden der Hausfrau und Mutter hindern, sind verderblich; so auch hier. Es ist unbegreiflich, weswegen die gelernten Arbeiterinnen an dieser allerwichtigsten Fortbildung nicht teilnehmen sollen. Man könnte eher sagen, sie haben es noch mehr nötig als die anderen, da bei ihnen die Heiratsaussichten günstiger sind, und es ist ebenso unverständlich, wenn sich Arbeitgeberkreise gegen solchen Unterricht wenden, denn das für den Mutter- und Hausfrauenberuf vorgebildete Mädchen wird später den ehelichen Haushalt billig und gut führen, auf diese Weise zu behaglicherer und auskömmlicherer Lebenshaltung beitragen.

In denjenigen Mädchenschulen, die einen längeren Lehrgang haben und deren Schülerinnen nicht unter den Fortbildungsschulzwang fallen, kann dieser Unterrichtsgegenstand später aufgenommen werden als in der Volksschule. Es wird dann mehr gefordert werden können, und das ist um so wichtiger, als ein zweiter wiederholender und erweiternder Lehrgang bei diesen jungen Mädchen schwer erreichbar ist. Eine sehr günstige Gelegenheit bietet sich — aber nur für einen Teil — in der Frauenschule, und die dort gemachten Erfahrungen sind teilweise ausgezeichnete.

Eine weitere Stufe sind die an einzelnen Orten schon sehr stark besuchten Mutterschulkurse, in denen neben der mündlichen Belehrung praktische Darstellungen und Übungen vorgenommen werden. Gerade hier ist eine vorzügliche Gelegenheit vorhanden,

für die Ausrottung allgemeiner und örtlicher Mißbräuche erfolgreich zu wirken. Die Teilnehmerinnen dürften im allgemeinen aus
Frauen bestehen, die Mutter sind oder Aussicht haben, Mutter zu
werden.

Neben dem gesprochenen darf das in zweiter Reihe kommende
geschriebene Wort nicht vergessen werden. In buchmäßiger Form
kann es sich schwer an die breiten Volksmassen wenden, und nicht
immer wird in allgemeinen Kinderpflegelehrbüchern ein so fri-
scher und ansprechender Ton gefunden, daß die Leserinnen sich
gern und dann mit Erfolg mit ihnen beschäftigen. Die kürzeste
schriftliche Form, das Merkblatt, leidet meist an einem äußerlichen
und einem innerlichen Fehler. Da es dauernder und oft zu lesen-
der Besitz bleiben soll, muß man nicht ein weiches, loses Blatt,
sondern einen ansehnlichen Kartonbogen oder ein kleines Heftchen,
möglichst illustriert nehmen. Es ist zu fordern, daß man bei dem
Abfassen außerordentlich vorsichtig in der Wahl einzelner Worte
ist und ihnen gegebenenfalls die nötigen Synonyma anschließt,
daß man auch die Möglichkeit der Zusätze für geographisch ver-
breitete Unsitten berücksichtigt. Daß Merkblätter für Sonder-
zwecke, z. B. über Hitzeschäden, großer Verbreitung fähig sind,
beweist ein im Mai 1911 erschienenes Hitzemerkblatt des Kaiserin-Auguste-Victoria-Hauses, das in dem Jahre in 900 000
Exemplaren abgesetzt wurde.

Die Notwendigkeit der Unterweisung hat ihren Grund nicht
am wenigsten in der veränderten Gestaltung der gesamten Lebensverhältnisse. Auch das Licht der hohen Kultur ist nicht ohne
Schatten. Der immens gesteigerte Verkehr fördert nicht nur den
Gedanken- und Güter-, sondern auch den Bazillenaustausch. Das
gleiche bewirkt das Zusammenwohnen in großen Gemeinwesen,
mehr noch aber in den Mietskasernen, in denen die Sterblichkeit
des Säuglings jedenfalls während der Hitzperiode mit der Höhe
des Stockwerks zunimmt. Die enge, mit Koch- und Wasch-
dämpfen durchzogene Wohnung mit Sommertemperaturen von
45 Grad und darüber bewirkt bethlehemitische Kindermorde, und
zwar in einzelnen bekannten Großstadthäusern so vollständig,
daß man sie mit Recht „Säuglingssterbehäuser“ genannt hat.
Die unnötige Anwendung der an sich so hoch wertvollen Entdeckung
der Milchsterilisation kostet dem Vaterland jährlich eine sechs-
stellige Ziffer von Säuglingen. Dabei kann von einer Stillarmut in

Deutschland keine Rede sein. Die Angaben über Stillmöglichkeiten aus Anstalten, in denen entbunden wird, ergeben schon seit einiger Zeit ziemlich hohe Verhältnissätze. Diese sind mit dem vermehrten Interesse für das Stillen und der verbesserten Stilltechnik immer mehr gestiegen. Manche Angaben lauten auf 98%, ja auf rund 100%. Demnach kann man sagen: so ziemlich jede Mutter, die stillen will, hat die physische Fähigkeit dazu. In der Praxis ist es freilich nicht möglich, diese hohe Zahl voll zu erreichen, aber sie beweist jedenfalls, daß die meisten Fälle von angeblicher Stillunfähigkeit auf mangelnder Kenntnis oder Belehrung oder gar auf bösem Willen beruhen.

Wie notwendig aber die Belehrung für Stillenwollen und Stillenkönnen ist, zeigt mit absolut zwingender Gewalt die Sterblichkeitsstatistik sämtlicher europäischer und außereuropäischer Länder, die eine solche besitzen. Es läßt sich ohne jede Ausnahme verfolgen, daß je mehr das Stillen in einem Lande verbreitet ist, desto geringer auch die Säuglingssterblichkeit ganz besonders in der heißen Jahreszeit ist. Das Zahlenmaterial ist erdrückend, auch bekannt und anerkannt; es sei nur des Beispiels wegen erwähnt, daß in Berlin 1905 unter 10 170 gestorbenen Säuglingen sich nur 715 Brustkinder befanden. Dabei ist noch darauf hinzuweisen, daß einwandfreie Stillstatistiken über umfangreiche Gebiete nicht vorhanden sind. Als gestillte Kinder werden in manchen Aufnahmen alle solche gezählt, die angelegt worden sind; die Stilldauer wird dabei zwischen einer Zeit von einigen Wochen und von neun Monaten — selten darüber hinaus — schwanken. Wäre es möglich, diejenigen Kinder in der Statistik auszusondern, die während der von der Natur gegebenen Zeitdauer gestillt sind, also etwa neun Monate hindurch, dann würden die entsprechenden Zahlen ohne jeden Zweifel einen geradezu erdrückenden Beweis für die segensreichen Folgen des Stillens erzielen.

Zum notwendigsten allgemeinen Wissen derjenigen, die für die kleinen Kinder zu sorgen haben, gehören auch die einfachsten Kenntnisse auf dem Gebiete der Tuberkuloseabwehr. Es ist noch wenig in das Volksbewußtsein gedrungen, daß die Tuberkulose im wesentlichen eine Kinderkrankheit ist, obgleich dies schon vor zwanzig Jahren ausgesprochen ist, und daß sich diese furchtbare Krankheit hinter der so häufig auftretenden Skrofulose sehr oft verbirgt. Das Pirquetsche Verfahren hat uns seit einigen Jahren die Möglichkeit gebracht, das Vorhandensein der Tuberkulose bei Kindern mit Sicherheit festzustellen und dadurch die traurige Gewißheit, daß unter ungünstigen hygienischen Verhältnissen mindestens 70 v. H. der Kinder bis zum vollendeten vierten Lebensjahre tuberkulös infiziert werden. Pirquet hat sogar einmal (1911) ausgesprochen, daß die positive Tuberkulinreaktion und ebenso die Befunde von Tuberkulose bei der Obduktion von Jahr zu Jahr zunehmen und gegen Ende des Kindesalters in der armen Bevölkerung fast 100% erreichen. Die Belehrung über die Vermeidung der Tuberkulosegefahr auf der einen und über die Kräftigung der Konstitution im ersten Lebensjahr auf der anderen Seite können und müssen Volkswissen werden, damit im Kampf gegen beide Volksschäden diese gemeinsam getilgt werden. Das ist die beste Gewähr für das Heranwachsen eines gesunden Menschengeschlechts. Der Beweis der Möglichkeit darf als erbracht gelten, denn es ist anzunehmen, daß unsere bisherigen Maßnahmen gegen die Säuglingssterblichkeit, namentlich soweit sie in vernunftgemäßer Ernährung und Pflege bestehen, den auffallend starken Rückgang der Tuberkulose, Todesfälle im ersten Lebensjahre sehr begünstigt haben. Die Zahlen betrugen nach B. Fränkel für 1908, 1909 und 1910: 26,86, 23,68 und 20,92.

Von allen Belehrungsgelegenheiten darf man der Beratungsstelle die größte Wirksamkeit zuschreiben, wenigstens in dem jetzigen Stadium der Säuglingsfürsorge, in der die belehrende Vorbereitung auf den Mutterberuf noch in den elementarsten Anfängen steckt. Die durch standesamtliche Mitteilung informierte Leitung läßt bereits die Entbundenen in der Wohnung aufsuchen und der Beratungsstelle zuführen; die Befolgung des dort Gelehrten wird durch nachgehende Fürsorge kontrolliert. Die Beratung selbst nützt nicht nur dem Einzelobjekt, sondern fördert die Volkskenntnis von Pflege und Ernährung und trägt nicht am wenigsten zur Verbreitung des Stillens bei; auch der Anreiz zur Befolgung der empfangenen Lehren durch billige oder unentgeltliche Abgabe von individuell zugemessener Nahrung für Mutter oder Kind hat sich meistens als recht fruchtbar erwiesen. Überhaupt muß nicht nur in der Fürsorgearbeit allgemein, sondern auch in der Beratungsstunde die soziale Versorgung im Mittelpunkt stehen. Letztere ist tatsächlich der Kern der Sache und die wichtigste Grundlage des Erfolges, und ein so gerichtetes Verfahren wird auch besonders geeignet sein, teilweise im Ärztestande hervorgetretene Bedenken betr. den Übergang des Beratens in das Behandeln zu beseitigen.

Für das notwendige Volkswissen bedarf es der Ausbildung der erforderlichen Lehrkräfte, an deren Spitze der Arzt als Erzieher stehen muß, und zwar zunächst derjenige, der als Fortbilder anderer Ärzte tätig ist. Man hat mit entsprechenden Fortbildungskursen an einzelnen Stellen begonnen, doch wäre ein mehreres wünschenswert und könnte auch mit Hilfe staatlicher Unterstützung in noch höherem Umfang als bisher geschehen.

Eine Fortbildung der Ärzte ist um so wichtiger, als auf dem Gebiete der Hygiene und Pathologie des Säuglingsalters in den letzten Jahren große Umwälzungen und Fortschritte entstanden sind, mit denen nur ein sehr geringer Teil der Ärzte sich auf der Universität hat vertraut machen können. Der Arzt muß ferner lernen, an der Hand solchen Wissens die so ungemein verschiedenen örtlichen Ursachen der Säuglingssterblichkeit innerhalb seines Wirkungskreises zu ergründen, besonders dann, wenn er mehr leisten will, als Heilerfolg am Einzelobjekt. Gerade die Anleitung auf diesem Gebiete wird das Interesse des Arztes wecken und ihn anreizen, nicht nur in der eigenen Praxis, sondern auch als Berater der Allgemeinheit wertvolle Dienste zu leisten. Der gründlich fortgebildete Arzt wird auch, namentlich auf Grund seines Studiums der Sterblichkeitsursachen im engeren oder weiteren Bereich, ein wertvoller Förderer des Wissens nicht nur seiner Berufsgenossen werden, sondern auch ein Fortbilder der Hilfstruppen und der Bevölkerung selbst. Dieses Arbeitsgebiet ist von ungeheurer Bedeutung.

Unter den Mithelferinnen sind zunächst die Hebammen zu nennen. Über ihre Heranziehung ist manches Für und Wider erklungen, die Stimmen der grundsätzlichen Opponenten beginnen jedoch, wenigstens unter Voraussetzung der Erfüllung gewisser Bedingungen, zu verstummen. Hauptsächlich wurde eingewendet, daß ihre Heranziehung wegen ihrer teilweise ungenügenden Allgemeinbildung und ihrer durchweg nicht genügenden Ausbildung am Säugling unzuverlässig sei und man sie auch indirekt zum Medizinieren verführen würde. Auch ist — und das zum Teil mit Recht — für große Städte mit richtig funktionierenden Fürsorgeeinrichtungen durch Arzt und Schwestern betont worden, daß ihre Tätigkeit

5*

am Kinde nur bis zu dem Moment erforderlich sei, in dem die
Arbeit der Säuglingsfürsorgeschwester beginnt. Das ist insoweit richtig, als dann das Wirken der Hebammen für denjenigen
Zeitabschnitt des Kindesalters dauert, für welchen ihre jetzige
Ausbildung reicht. Man soll aber nicht vergessen, daß es in den
großen Städten eine erhebliche Anzahl von Familien, z. B. von
geringer besoldeten Beamten und Angestellten gibt, die die Beratungsstelle nicht aufsuchen und die Hilfe der Fürsorgeschwestern
ablehnen werden, sie auch nach den Bestimmungen dieser Einrichtungen vielleicht gar nicht genießen können, und die andererseits nicht bemittelt genug sind, sich öftere ärztliche Beratung
privatim leisten zu können. Bei diesen wird die Hebamme die
einzige Beraterin bleiben.

Uneingeschränkt wird die Mithilfe der Hebammen für das
Allerwichtigste, die Stillpropaganda gefordert, und es sollte mit
allen Mitteln nachdrücklich dahin gewirkt werden, daß ihre Ausbildung in der Stilltechnik auf das vollkommenste gefördert wird,
daß ihnen diese erzieherische Tätigkeit als höchste Ehren- und
Amtspflicht in Fleisch und Blut übergeht. Bei ihrer vielfach recht
schwachen wirtschaftlichen Lage und bei den Versuchungen,
denen sie durch einzelne Nährmittelhändler ausgesetzt sind,
empfiehlt es sich zurzeit, sie durch Erfolgsbelohnungen anzu-
spornen.

Die Heranziehung der Hebammen ist einfach eine Forderung
der praktischen Notwendigkeit. Wenigstens 80% aller Geburten
in Preußen werden ausschließlich von den Hebammen geleitet,
und in allen Fällen, in denen nicht organisierte Säuglingsfürsorge
eintritt, also in den weitaus meisten, bleibt sie die einzige Beraterin, die wenigstens über einige sichere Kenntnisse verfügt
oder verfügen könnte. Deswegen muß sie herangezogen und dementsprechend ausgebildet und fortgebildet werden, so daß sie
volkserziehend und -beratend wirken kann. Zu solcher Ausbildung gehört aber, abgesehen von einer stärkeren Materialsichtung,
entweder eine Umgestaltung der Lehrinstitute oder Unterricht
in solchen Säuglingsheimen, die von geeigneten Kinderärzten
geleitet werden, dabei auch Ausbildung in einer Beratungsstelle.
Eine Umgestaltung von Hebammeninstituten wäre dann von
Wert, wenn die Aufnahme einer genügenden Anzahl von gesunden
und ernährungsgestörten Kindern bis zum vollendeten ersten Le-

bensjahre, unter denen auch einige künstlich ernährte sich befinden müssen, ermöglicht und die so gewonnenene Abteilung einem auch zur Prüfung zuzuziehenden Kinderarzt unterstellt wird. Gründlicher Unterricht in Pflege und Ernährung des Säuglings wird dann zur Beratung der Mutter befähigen, auch zum Erkennen solcher Ernährungsstörungs- und Krankheitsanzeichen, die zu dem dringenden Rat für Zuziehung des Arztes führen müssen. Die Kenntnisse sind in Wiederholungskursen aufzufrischen und zu vertiefen.

Ein neues Hebammengesetz — z. B. von preußischen Verhältnissen betrachtet — wäre hohe Notwendigkeit, und in einem solchen sollte die Hebamme als Bekämpferin der Säuglingssterblichkeit offiziell anerkannt werden. Ihr muß die Pflicht auferlegt werden, jedes aus ihrer Praxis stammende Kind, sofern es in ihrem Bezirk bleibt, monatlich so lange einmal zu besuchen, als es gestillt wird, und das Recht haben, die Fortsetzung des Stillens zu empfehlen. Über diese Tätigkeit muß sie statistische Aufzeichnungen nach einfachem Formular machen.

Aber auch solange es noch nicht möglich ist, derartig ausgebildete Hebammen anzustellen, muß in einer Übergangsform versucht werden, die Kenntnisse der Praktizierenden so zu erweitern, daß sie zur Mitarbeit geeignet sind. Ohne einen Kursus von entsprechender Dauer an einem passenden Institut dürfte das schwer möglich sein. Als solche können Säuglingsheime bezeichnet werden, die über geeignete Lehrkräfte von Ärzten und Schwestern verfügen und in denen auch genügendes Material vorhanden ist. Vielfach wird es noch erforderlich sein, Institute für einen gewissen Umkreis zu begründen, die mindestens ebenso der Ausbildung von Hebammen und anderer Mitarbeiterinnen dienen als der unmittelbaren Säuglingsfürsorge. Ein solches Institut ist geeignet, die Basis einer regionalen umfassenden Mutter- und Kleinkinderfürsorge zu werden, ein Fürsorgehaus. Die Belegung einer bestimmten, für den Ausbildungsbedarf geeigneten Betten für Entbundene und Kinder läßt einen verhältnismäßig billigen Betrieb zu. Die anderwärts nach 10 Tagen entlassenen Wöchnerinnen werden froh sein, noch eine Weile unentgeltliche Aufnahme zu finden, deren Kosten sie zum Teil dadurch mit aufbringen können, daß sie von dem in der Regel vorhandenen Milchüberfluß anderen Kindern direkt oder indirekt abgeben. Mit Muttermilchabgabe an Kinder wohlhabender Eltern lassen sich gute gesundheitliche Folgen für diese und beträchtliche ökonomische Vorteile für das Institut erzielen. Die auf Kommunal- oder Vereinskosten auszubildenden Hebammen bringen nicht nur ihre Verpflegungsgelder herein, sondern auch einen Teil für den Betrieb verwendbarer, natürlich unentgeltlicher Arbeitskraft. Solche neu zu gründende und ebenso die bestehenden Anstalten sollten sich stets vor Augen halten, daß sie ihre Erfolge nicht nur direkt in der erfolgreichen Behandlung des Einzelobjekts haben sollen, sondern in der Arbeit, welche die Durchdringung der breiten Volksmassen mit der Kenntnis von Pflege und Ernährung beschafft.

Im engen Zusammenhang mit der Tätigkeit der Hebamme steht die Wöchnerinnen- und Hauspflege.

Die erstere leidet zurzeit noch an einem bedenklichen Qualitätsmangel der Personen, die sie ausüben. Vor allem sei der Mangel an Ausbildung erwähnt, sowohl in bezug auf das Wochenbett wie auf Wartung und Ernährung der Neugeborenen. Die Besorgung einer guten Wochenpflegerin ist nicht leicht; die nach ihr Begehrenden sind den unangenehmsten Enttäuschungen ausgesetzt. Deswegen ist für diese Pflegerinnen die Möglichkeit einer staatlichen Prüfung und einer staatlichen Diplomanerkennung in einer ähnlichen Form zu fordern, wie sie für Krankenpflegerinnen gilt, etwa nach kürzerer Ausbildungszeit und unter Bedingung kreisärztlicher Kontrolle und Nachprüfung.

Die Gewährung von Hauspflege ist von großer sozialer Bedeutung, weil sie geeignet ist, eine mögliche, durch die Wochenzeit eintretende Störung des Familienlebens zu beseitigen. Die allzufrüh in die Haushaltung wieder eingreifende Mutter ist schweren gesundheitlichen Gefahren ausgesetzt, deren Eintritt Siechtum hervorrufen und dann nicht nur das Ende der Fruchtbarkeit, sondern auch Verwahrlosung der Familie und des Haushalts herbeiführen kann. Aber selbst genügende Schonung der Entbundenen im einfachen Haushalt, ohne Möglichkeit einer Ersatzkraft, führt zu wirtschaftlichen Störungen, die namentlich bei leichtsinnig veranlagten Männern zu schlechten Angewohnheiten führen können. Alles das kann Hauspflege, die billig oder wo nötig umsonst gewährt wird, verhüten. Nur soll bei ihrer Gewährung darauf geachtet werden, daß sie nicht eintritt, wo geeignete Haushaltungsmitglieder vorhanden sind.

Schon bei der Hauspflege, mehr aber noch bei der offenen Säuglings- und Kleinkinderfürsorge wird die Frage brennend: soll man sich zu ihrer Ausübung ehrenamtlicher oder besoldeter Kräfte bedienen? Sie läßt sich nicht allgemein beantworten, doch dürfen jedenfalls zwei Grundsätze aufgestellt werden: Überall ist die ehrenamtliche Tätigkeit nicht anwendbar, sie scheidet jedenfalls, wenn man die Wahl zwischen freiwilligen und besoldeten Kräften hat, dort aus, wo eine gründliche theoretische und praktische Ausbildung für die Arbeit Voraussetzung ist und die mitarbeitende Frau stets und ständig zur Verfügung sein muß. Damit entfällt die Mitarbeit der ehrenamtlichen Helferin in der Tätigkeit am Einzelobjekt jedenfalls für die offene Säuglingspflege (selbstverständlich auch für die geschlossene, für die sie auch wohl nicht vorkommt), denn die Kontrolle der Säuglinge in den Wohnungen verlangt mehr Kenntnisse als sie im praktischen Leben oder in kurzen Kursen erworben werden können, und die ehrenamtlichen Helferinnen haben auch noch andere, in der Regel häusliche Pflichten, die es nicht gestatten, so ausgiebig und so rasch über sie zu verfügen, als das bei einer wirklich gut betriebenen Fürsorge erforderlich ist. In der Regel aus besser situierten Kreisen stammend, verlassen sie sehr häufig ihren Wohnort zu Reisezwecken alljährlich in einem Abschnitt des Sommers, also gerade zu einer Zeit, in der alle Kräfte zur Verfügung stehen müßten. Sucht man doch jetzt auch, soweit es ohne Härten möglich ist, den Urlaub der Säuglingspflegerinnen nicht in die Sommermonate zu legen. Für das spätere Kleinkinderalter, für Hauspflege, soweit sie nicht allein aus mechanischen Dienstleistungen besteht, ganz besonders aber zu der generellen Arbeit in den Organisationen ist freiwillige Mitarbeit teils hoch wünschenswert, teils unentbehrlich.

Dort allerdings, wo aus Mangel an Mitteln oder anderen Gründen geschulte Säuglingspflegerinnen nicht verwendet werden können, namentlich auf dem Lande, wird die ehrenamtliche Mitarbeiterin ihren Platz, und zwar mit Recht, behaupten. In solchen Fällen sollte aber ein Kurs an einem der oben erwähnten Institute Voraussetzung für eine Beschäftigung sein.

Die berufsmäßige Säuglingspflegerin bedarf selbstverständlich einer guten Vor- und Ausbildung. An ihre Begabung und Bildung müssen besondere Anforderungen gestellt werden, hauptsächlich aus zwei Gründen. Das Lebensalter ihres Pflegeobjekts erlaubt diesem noch nicht Mitteilungen über sein Befinden, über seine Schmerzen und Beschwerden. Die wortlosen Äußerungen des Kindes und sein sonstiges körperliches Verhalten müssen sehr sorgsam beobachtet und daraus die erforderlichen Schlüsse gezogen werden. Das ist eine hohe Aufgabe, und um sie erfüllen zu lernen, bedarf es natürlicher, besonderer und allgemeiner Begabung sowie genügender Bildung. Letztere hebt das stark zu beanspruchende Verantwortlichkeitsgefühl.

Unbedingt erforderlich ist, einen Unterschied zwischen Pflegerinnen am kranken und am gesunden Säugling zu machen. Für die Anstaltspflege einschließlich der offenen Fürsorge ist eine Vor- und Ausbildung nötig, die höher ist, als für die Familienpflege am gesunden Kinde, sie muß auch wegen des umfangreichen Lehrstoffes, wegen der Notwendigkeit der Ablegung des allgemeinen Krankenpflegerinnenexamens mindestens 2 Jahre dauern. Das kann man bei der Pflegerin für die Familie nicht verlangen. Junge Mädchen, die sich dieser Arbeit widmen, wollen damit wohl selten, jedenfalls nicht so oft als die Anstaltspflegerinnen, einen Lebensberuf ergreifen. Sie sind auch in ungleich größerer Anzahl vonnöten, und der Bedarf wird auf lange Jahre hinaus noch nicht zu decken sein. Sie werden vielfach von Familien mittleren, auch kleineren Einkommens verlangt, die eine durch lange Ausbildung verteuerte Entlohnung nicht erschwingen können. Junge Mädchen mit viel besserer Bildung werden sich auch nicht in jeden Haushalt eingliedern können. Deswegen sollen zur Ausbildung in der Familienpflege auch junge Mädchen mit Volksschulbildung zu halbjährigem Kursus zugelassen werden, sobald sie nur sonst persönlich nach Charakter und Begabung geeignet sind. Das hindert nicht, daß in besonderen Instituten oder Kursen junge Mädchen mit bester Schulbildung und aus gebildeten Familien in längerer Lehrzeit, etwa in einem Jahr, zu solchen Säuglingspflegerinnen ausgebildet werden, die die englischen Lady-Nurses ersetzen. Das ist um so wünschenswerter, als die im Heimatlande verbleibenden Nurses wohl auf hoher Stufe stehen mögen, aber die nach Deutschland kommenden in der Regel längst nicht das leisten, was heute eine gründlich ausgebildete deutsche Pflegerin leistet, wenn sie an einem guten Institut unter einem tüchtigen deutschen Kinderarzt gelernt hat.

Die Familienpflegerinnen werden neben der eigentlichen Säuglingspflege auch im Anlegen des Kindes, in der Behandlung und Anfertigung der Kinderwäsche, dem Bereiten der Nahrung, der Hygiene des Kinderzimmers und über einige Erkrankungsanzeichen zu unterrichten sein, damit sie nötigen Falls die Mutter auf rechtzeitige Zuziehung des Arztes aufmerksam machen können.

Viele von ihnen, auch manche von den Anstaltspflegerinnen, werden ihren Beruf des Heiratens wegen aufgeben. Das ist, so störend es zurzeit bei dem Mangel an Pflegerinnen sein mag, kein Unglück. Frauenberuf ist ja ohnehin in den meisten Fällen Durchgangsberuf, in keinem aber können bessere Kenntnisse für die Ehe gesammelt werden als in diesem. Auch auf diesem Wege wird das Wissen richtiger Kinderpflege tiefer in das Volk eindringen.

Von ganz besonderer Schwierigkeit für die Ausbreitung der Mutter- und Säuglingspflege sind die ländlichen Verhältnisse. Die Sterblichkeitsziffern auf dem Lande divergieren im Höchst- und Mindestmaß mehr als in der Stadt, in einzelnen Fällen überschreiten sie die Zahl 40 und gehen andererseits unter das städtische Minimum von rund 9% zurück. Im ganzen betrachtet, war die Sterblichkeit noch etwas geringer als in der Stadt und hat auch etwas abgenommen, wenngleich lange nicht so viel als in der Stadt. Die obere städtische Kurve hat sich allmählig der unteren ländlichen genähert und sie zunächst in einzelnen Reichsteilen, z. B. in Mecklenburg, dann aber für den gesamten Staat gekreuzt. 1904 starben von 1000 Säuglingen auf dem Lande 179, in der Stadt 193, 1910 dagegen 160, bezw. 153. In dem Hitzejahr 1911 machten sich die ländlichen Verhältnisse günstig geltend, die Sterblichkeitsverhältnisse waren für das ganze Jahr in Stadt und Land ziemlich gleich, nämlich 187,47, bezw. 187,89. In den Monaten Juli—September stand das Land gegen die Stadt sehr günstig da, die Zahlen waren in dieser gefährlichsten Zeit 296, bezw. 333.

Den Grund für diese Erscheinungen vorzugsweise in den besseren hygienischen Einrichtungen der Städte (Seuchenbekämpfung, Kanalisation, Trinkwasserversorgung usw.) zu suchen, ist unrichtig. Einerseits hat die Mehrzahl der kleinen und ein Teil der mittleren Städte noch nicht auf der Höhe stehende Einrichtungen dieser Art, andererseits hat das Land manche gesundheitlichen Vorzüge für den Säugling, soweit es sich um eine rein ländliche

Gegend handelt. Der Stillwert ist höher, die Bauweise ist offen und niedrig, das teilweise noch vorhandene Stroh- oder Rohrdach ist ein trefflicher Temperaturausgleicher im Sommer und Winter. Das sind auch die wesentlichen Ursachen dafür, daß der Sommergipfel der Sterblichkeit auf dem Lande niedriger ist. Ungünstig wirkt aber die näherrückende Großstadt. Die Schäden beginnen mit der Entziehung des dienenden weiblichen Personals, dessen ländliche Arbeit wohl oder übel von der Landwirtsfrau mit besorgt werden muß. Ihre Last wird um so größer, je weniger Weidewirtschaft und je mehr Hackfruchtbau vorhanden ist. Das macht sich besonders in dem zweiten Stadium geltend, wenn — das gilt für kleine Betriebe — der Mann von der Großstadt angezogen wird, zur Arbeit in die Fabrik radelt oder fährt und nunmehr einen Teil auch seiner Arbeit auf die Schultern der Frau zu ihrer und des Kindes Nachteil liegt. Gleiches entsteht bei Industrialisierung des Wohnortes selbst, dessen örtliche Hygiene mit dem schnellen Aufwachsen nicht Schritt halten kann.

Hin und wieder ist auch beobachtet worden, daß der günstigere Absatz landwirtschaftlicher Erzeugnisse die allzu Erwerbslüsternen zum übermäßigen Verkauf von Lebensmitteln, namentlich von Milch verführt hat.

Würde man eine Sterblichkeitsstatistik nach städtischen, ländlichen und gemischten Orten aufstellen, würde man ungleich günstigere Zahlen für das reine Land erhalten als nach dem jetzigen veralteten Schema. Bestätigt wird solche Auffassung z. B. dadurch, daß in der Provinz Sachsen, abgesehen von einem Stadtkreis, diejenigen drei Landkreise die größte Säuglingssterblichkeit haben, die sogenannte Landkreise größerer Städte sind. Aber auch auf dem Lande ist nicht alles zum besten bestellt. Der Rückgang des Stillens ist unverkennbar, und wo er festgestellt ist, lassen seine Folgen sich sehr einfach nachweisen. Sehr schlimm sind tief eingewurzelte lokale Unsitten und die mangelhafte Kenntnis der richtigen Grundsätze für Pflege und Ernährung, die bedeutend geringer als in den Städten ist. Gegen diese Übel zu kämpfen, ist aus manchen Gründen nicht leicht, aber trotzdem ein unbedingtes Erfordernis, um Leben und Gesundheit des kernigen Volksteils zu erhalten. Die einzelnen Unsitten aufzuzählen, die teils im Aberglauben ausarten, ist keine anmutende und eine bei der Unzahl ihrer Erscheinungsarten unmögliche Aufgabe. Das

verfrühte Beifüttern, die Breiernährung von Geburt an, die Harn-
behandlung der Mundfäule, Eingeben von gehackten Schweinebors-
ten und Urin bei Durchfall, von Tabaksjauche bei Scharlach über-
flüssige künstliche Wärme, Schnaps oder Mohnpräparate als Schlaf-
mittel, die breigefüllten Schnuller, Bier, Kaffee, Kartoffeln, rohes
Obst in den ersten Lebensmonaten, schmutzige, lange Gummischläu-
che an den Saugflaschen, die jetzt gesetzlich verboten werden sollen,
sind alles Dinge, die höchst verderblich an den Säuglingen wirken.
Die Unsitten sind von Generationen überkommen und lassen sich bei
dem Beharrungsvermögen der ländlichen Bevölkerung im guten
und bösen Sinne schwer ausrotten, und die Volkserziehung bei
den der Schule Entwachsenen ist ein schwieriges Stück Arbeit.
Auch die Ausübung der Fürsorge ist auf dem Lande schwieriger
als in der Stadt. Die weiten Entfernungen kleinerer Orte bedin-
gen großen Zeitaufwand und Zeitverlust, so daß z. B. eine Pflegerin im Vergleich zu städtischer Tätigkeit nur wenig Besuche
machen kann. Bei gleicher Fürsorge für das Einzelobjekt wie in
der Stadt würden also — theoretisch — auf dem Lande mehr
Fürsorgekräfte wie dort erforderlich sein. Andererseits sind wieder die Geldmittel geringer als in der Stadt. Alle Schwierigkeits-
verhältnisse aufzuzählen, wäre ermüdend, und es ist kaum möglich, sie zu erschöpfen. Und dennoch sind sie zu überwinden und
müssen sie überwunden werden. Dazu gehört eine feste Organisation, am besten im Anschluß an eine kommunale, als welche
wohl nur die Kreise (Oberämter usw.) in Frage kämen, die von
der zentralen Staatsbehörde dringlich anzuregen und zu unterstützen wären. Die eingangs geschilderte Bevölkerungsfrage ist
Grund genug für den Staat, mindestens zum Förderer zu werden. Wird den Landräten ernstlich ans Herz gelegt, eine feste
Organisation zu schaffen, dann kommt sie auch zustande. Des
weiteren müssen die Kreisärzte in Fortbildungskursen, wie sie
schon im Kaiserin-Auguste-Victoria-Hause veranstaltet werden,
auf Staatskosten die erforderlichen Kenntnisse sammeln. Einen
kleinen Anfang hat die preußische Staatsregierung bereits gemacht, indem sie einigen Medizinalbeamten die Kosten für Teilnahme an einem solchen Kursus erstattete. Richtig wäre die Ein-
berufung von jährlich mindestens 50 Kreisärzten zu diesen Kursen, die fast unentgeltlich sind. Landrat und fortgebildeter
Kreisarzt können zusammen mit einigen anderen geeigneten Per-

sönlichkeiten das Kreiskuratorium bilden, dem eine Kreispflegerin aus Kreiskommunalmitteln gestellt wird. Kaum ein Kreis ist so arm, daß er das nicht leisten könnte, und in Ausnahmefällen muß ein Staatszuschuß gewährt werden. Die Ausbildung der Kreispflegerin kann auf Kreiskosten erfolgen; Gelegenheit dazu ist im Kaiserin-Auguste-Victoria-Haus und an einigen anderen Stellen vorhanden. Für die weitere Durchführung lassen sich bei der großen Verschiedenheit der Verhältnisse keine allgemeinen Vorschläge machen; namentlich läßt sich wenig über den Bedarf und die Art weiter notwendig werdender beruflichen Kräfte sagen. Jedenfalls muß aber darauf gehalten werden, daß dort, wo eigentliche Säuglingsschwestern — und das wird selten der Fall sein — nicht verwendet werden können, unbedingt darauf gehalten werden muß, daß die Diakonissen, Gemeindeschwestern, Landpflegerinnen usw. eine entsprechende Spezialausbildung erhalten, damit sie nicht mehr schaden als nützen. Auf dem erwähnten Grundstocke können aber die Verwaltungsbeamten weiterbauen und dabei Wohlfahrtsorganisationen, Hebammen usw. heranziehen. Vor allen Dingen sind die Ärzte, und wo es irgend geht, diese ausnahmslos heranzuziehen. Ihre Mitarbeit, wenn sie gern geschieht, schafft das meiste. Es mag hierbei darauf hingewiesen werden, daß z. B. ein Arzt mit ausgedehnter und festumschriebener Landpraxis sehr wohl „fliegende Fürsorgeberatungsstunden" namentlich zur Sommerzeit abhalten kann. Das allgemeingewordene Telephon und das immermehr sich einbürgernde Landarztautomobil sind gute Hilfsmittel für diese Tätigkeit, die den Arzt namentlich den Müttern seines Patientenkreises näher bringt.

Der notwendige Unterricht für die weibliche Jugend und die Mütter kann an die Wanderhaushaltungsschule und die Volksunterhaltungsabende in den stark sich vermehrenden Gemeindehäusern angeschlossen werden. Hier ist ein schönes Feld sozialer Arzttätigkeit, auf dem der Arzt seinem Patientenkreise vertraut werden kann. Die Ausstattung der Wanderbibliotheken mit einfach und frisch geschriebenen Lehrbüchern sollte ebensowenig vergessen werden wie die unentgeltliche Verteilung solcher Schriften.

Für Stadt und Land ist es von großer Bedeutung, daß auch die Presse durch ständige Artikel, die von sachverständiger Seite und recht frisch geschrieben sind, die Bevölkerung immer wieder über das Richtige und Falsche belehrt. Kein Gebiet ist so neutral und deshalb kann nirgends mit solcher Übereinstimmung und Gleichmäßigkeit vorgezogen werden als auf diesem.

Die Unterbringung von gesunden Säuglingen über Tage, und zwar in der Regel an Arbeitstagen der Mutter in besonders dafür geschaffenen Anstalten (Krippen) ist als ein unerfreulicher sozialer Notbehelf zu bezeichnen. Diese dürften nur denjenigen Müttern zugänglich sein, die verdienen müssen, sei es daß sie allein stehen, sei es, daß der Mann dauernd oder vorübergehend zu wenig verdient. Kinder, die bei Haltefrauen untergebracht sind und solche aus Familien, in denen die Frau nur deshalb außer dem Hause arbeitet, um das Einkommen zu Annehmlichkeitszwecken zu erhöhen, sollen grundsätzlich nicht genommen werden, auch besteht gegen die Aufnahme unehelicher Säuglinge Bedenken, wenn sie nicht bei der Mutter sind, obwohl sie einen Haushalt führt. Jede regelmäßige Trennung des Kindes von der Mutter ist antisozial und von ungünstiger Einwirkung auf die Gestaltung des Familienlebens, auch nimmt die Belegung der Krippe mit solchen Kindern den selten ausreichenden Platz für diejenigen solcher Mütter, für die ein Zwang zum Verdienen besteht. Die unerwünsche Folge der Aufnahme ist auch der Übergang zur teilweisen oder völligen unnatürlichen Ernährung. Deshalb sollen auch solche Kinder abgewiesen werden, deren Mütter ohne zureichenden Grund das Kind morgens und abends, ev. auch in der mittäglichen Arbeitspause nicht stillen. Zur Förderung dieses immerhin sehr wertvollen Allaitement mixte sind Stillbeiträge in Form von billiger oder unentgeltlicher Milchabgabe an die Mütter und die Gewährung eines billigen Mittagessens, wenn die Mutter kein Hauswesen zu besorgen hat, in hohem Grade wünschenswert. Außer einer strengen Handhabung dieser Aufnahmebedingungen ist ein einwandfreier hygienischer Betrieb unerläßliche Bedingung. Die Mortalität und Morbidität der Krippenkinder, das kann auch trotz des Mangels einer einwandfreien Statistik aus den allgemeinen Beobachtungen des praktischen Lebens entnommen werden, ist bei manchen Krippen keine günstige gewesen. In einem besonderen Falle ist sogar festgestellt worden, daß die Sterblichkeit in einer Krippe höher war als die allgemeine Sterblichkeit der betreffenden Jahresklassen am selben Orte. Der Grund für solche Vorkommnisse liegt dann unzweifelhaft in dem mangelhaften Betriebe mit nicht genügend ausgebildetem Pflegepersonal und der ungenügenden, manchmal fast ganz fehlenden ärztlichen Aufsicht. Diese Mängel wirken um so stärker, als die ziemlich regelmäßige künstliche Ernährung das Leben der Kinder an sich noch gefährdet, und dieser Gefahr muß durch ärztliche Sondervorschrift für die Nahrungszusammensetzung begegnet werden. Eine sehr starke, von den Krippenverwaltungen oft unterschätzte Möglichkeit von Infektionen entsteht ferner dadurch, daß die Kinder täglich zwischen Krippe und Familienwohnung hin und her wandern. Die Infektionseinschleppung ist daher bei Krippen schon mehrfach eher möglich als bei Heimen, und daraus ergibt sich schon allein, daß die Hygiene des Betriebes keineswegs geringer als in Anstalten sein darf, die die Kinder dauernd beherbergen.

Ein täglicher Arztbesuch gehört deshalb ebenso zum Unentbehrlichen, wie ein tadellos ausgebildetes Pflegepersonal, das seine Kenntnis niemals in einer Krippe erwerben kann, in der es den Säugling nur Tages sieht, so daß es ihn nicht kontinuierlich beobachten kann und in der ärztlicher Unterricht in Pflege und Ernährung nur selten in genügendem Maße zu haben sein wird. Daß ein Teil der Krippen, nämlich solche, die einen einwandfrei geleiteten Betrieb haben, vorzügliche Erfolge in Bezug auf die körperliche Entwickelung der ihnen anvertrauten Kinder ausübt, kann mit Genugtuung festgestellt werden.

Wie bei allem auf dem Gebiete der praktischen Hygiene sollte auch mit der Krippe die Volksbelehrung verbunden und deswegen bei der Aufnahme des Kindes die Bedingung gestellt werden, daß die Mutter sich verpflichtet, an einem vom Krippenarzt abgehaltenen Mutterschulkursus teilzunehmen. Dann wird wenigstens mit dem rein wirtschaftlichen Depot des Kindes gebrochen und ein über das Einzelbedürfnis hinausgehendes Ziel verfolgt.

Die Zahl der Krippen, die etwa 250 in Deutschland beträgt, ist natürlich im Verhältnis zu der großen Menge der außer dem Hause arbeitenden Mütter — diese ist auf mehrere Hunderttausende zu schätzen — verschwindend klein.

Vielen Müttern, denen die Arbeit Notwendigkeit ist, wird die Benutzung der Krippe infolge der ungünstigen Lage zur Arbeitsstätte unmöglich gemacht. Zur Vermeidung dieses Übelstandes gibt es zwei Wege. Der erste ist, in Arbeiterwohngegenden Familienkrippen einzurichten, d. h. die Kinder werden in einer Privatwohnung, meist bei einer Witwe, für den Tag aufgenommen. Dies Verfahren hat auch noch den Vorzug der Billigkeit, ferner ist die Infektionsmöglichkeit infolge der kleineren Anzahl von Kindern eine geringere. Aber mit sachgemäßer Pflege wird es nicht immer gut aussehen, und ohne ständige ärztliche Überwachung kann viel Unheil an Leben und Gesundheit angerichtet werden, so daß diese Einrichtung nur als ein recht fragwürdiger Notbehelf gelten darf. Der zweite Weg ist, bei Betrieben, in denen viele Arbeiterinnen beschäftigt sind, der einzig richtige: Die Fabrikkrippe. Wer Vorteile von der Arbeitskraft der Mütter hat, soll die Gefahren von ihrem unbehüteten Nachwuchs wenigstens in dem allergefährlichsten Lebensalter abwenden. Ob man Fabriken, die mehr als eine bestimmte Anzahl von Arbeiterinnen beschäftigen, gesetzlich verpflichten soll, Stillstuben mit entsprechendem Aufsichtspersonal gegen ein mäßiges Entgelt vorzuhalten, ist eine Frage, die zur endgültigen Entscheidung wohl noch nicht reif ist. Ein Zwang in dieser Beziehung könnte manchen Unternehmer zur Ablehnung solcher Arbeiterinnen bringen, die gerade Verdienst am nötigsten haben, und es erscheint auch nicht ausgeschlossen, daß solches Verhalten ungünstig auf den Willen zum Kinde und damit auf die Volksvermehrung einwirkt. Die Kosten sind auch nicht zu unterschätzen: bei reinen Stillkrippen können sie wohl als erträglich bezeichnet werden. Ein anspornendes und bildliches Unternehmen bei Staatsunternehmungen wäre sicher geeignet, diese Frage ihrer Lösung ein Stück näher zu bringen.

Vorläufig ist der tatsächliche Bedarf an guten Krippen in Deutschland längst noch nicht gedeckt. Ihre Vermehrung ist deswegen anzustreben, doch ist ein „leider" dazuzusetzen, denn der Arbeitszwang für die Frau im Falle nicht ausreichenden Lohnes des Mannes gehört zu den unerwünschten Erscheinungen in einem Staatengebilde. So mag die Hoffnung wenigstens bestehen bleiben, daß die Benutzung der Krippen für Kinder, deren Eltern leben, gesund und arbeitsfähig sind, einst nicht mehr — abgesehen von Ausnahmezeiten — notwendig sein wird. Aber auch dann werden sie keineswegs überflüssig sein.

Leider sehr zahlreich sind die Fälle, in denen gesunde Säuglinge nicht nur während des Tages, sondern ganz und gar in
fremde Pflege gegeben werden, und zwar mit oder ohne genügenden Anlaß. Das größte Kontingent an ihnen stellen natürlich die
unehelichen Säuglinge, und ihre Unterbringung in offene oder
geschlossene Pflege bedeutete bis vor nicht allzu langer Zeit in
einem erschreckend hohen Prozentsatz nichts weniger als ein
Todesurteil. Eine Anstaltssterblichkeit von 80% und darüber
ist nichts Seltenes gewesen, und es gab Zeiten, in denen selbst die
Wissenschaft der Lösung dieses Problems fast ablehnend gegen-
überstand. Nicht anders war es in der offenen Pflege, in der
auch noch die Engelmacherin so blühte, daß, wie Effler in
der ersten Landeskonferenz der Preußischen Zentrale für Säuglingsschutz aus der Mitte der 90er Jahre erschienenen 5. Ausgabe
von Meyers Konversationslexikon, feststellte, bei dem Worte
„Haltefrauen" auf den Artikel „Engelmacherinnen" verwiesen
war.

Es darf mit Genugtuung festgestellt werden, daß die Erfolge
in den Säuglingsheimen jetzt auf Grund des wissenschaftlichen
Fortschritts meist vortrefflich sind und auch das Haltefrauen-
wesen sich entschieden gebessert hat. Das Säuglingsheim sollte
eigentlich nur ein Durchgangsaufenthalt für gesunde und leicht
ernährungsgestörte Kinder sein, bis eine gute Pflegestelle für
sie gefunden ist. Solche Stellen sind in den Großstädten wenigstens nicht mehr selten, allerdings meist nicht in ausreichender
Zahl vorhanden. Sie lassen sich aber leicht vermehren, und wenn
die Haltefrau genügende Veranlagung und die nötigen Kenntnisse
hat, ist der Säugling in ihrer Individualpflege oft besser aufgehoben
und gedeiht er besser als in der Massenpflege des Asyls. Leider
ist auch auf diesem Gebiet noch keine allgemeine, doch so notwendige gesetzliche Regelung gekommen. In Preußen behilft
man sich mit Polizeiverordnungen, die meist ungenügend sind.
Ohne eine vorgeschriebene Beaufsichtigung der Pflegestellen und
der Pflegemutter durch angestellte Ärzte und besoldete Aufsichts-
damen, Vorstellungspflicht der Kinder bei Annahme und in gewissen Zeitabständen sind keine ausreichenden Fortschritte zu
machen. Ferner ist zu verlangen, daß die Haltefrauen, vielleicht
durch Prüfung in der Mutterschule, den Nachweis der Befähi-
gung führen; auch an die Pflegestelle selbst müssen einige hygie-

nische Anforderungen gestellt werden. Die bisherigen Bestimmungen gelten fast überall nur für entgeltlich aufgenommene
Kinder, während es mit das Wichtigste ist, die Kontrolle aller
unehelichen Kinder vorzuschreiben, auch wenn sie bei der Mutter
selbst oder unentgeltlich in einer Familie aufgenommen werden.
Die außerordentliche Sterblichkeit der unehelichen Säuglinge
beruht zwar zu einem Teil auf Konstitutionsschwäche, zu einem
sehr großen aber auch in einer Verwahrlosung, die dem unbe-
quemen Familienmitglied so häufig zuteil wird. Das beste und
ausgezeichnetste Vorbild der Arbeit auf diesem Gebiet ist jedenfalls das „Leipziger System" des hochverdienten Taube, das
einen günstigen Stützpunkt in der sächsischen Gesetzgebung
fand. Die Haltekinderaufsicht in den größeren Gemeinden, von
etwa 25 000 Seelen aufwärts, befindet sich am besten in deren
Händen, während bei kleineren Städten und auf dem Lande die
staatliche Hand der Polizei und der Medizinalbeamten unentbehrlich ist.

Darüber ein Urteil zu fällen, ob die bisher in der Mutter- und
Säuglingsfürsorge angewandten Maßregeln einerseits richtig, andererseits erfolgreich sind, läßt sich bei der Kürze der Zeit, in
welcher sie bestehen, ein allgemeines und endgültiges Urteil nicht
fällen. Kraftvoll setzte die Arbeit auf diesem Gebiet, von rühm-
lichen Ausnahmen abgesehen, erst etwa im Jahre 1905 ein. Manches ist bereits als direkt verfehlt anerkannt, so der stellenweise
falsche Betrieb der Milchküche. Eine solche ist nur dann existenz-
berechtigt, wenn sie ein wohl kontrollierbares Glied umfassender
Fürsorge und der Bezug aus ihr nur in der Weise wie bei Apo-
theken, d. h. auf Anweisung des Arztes, gestattet ist. Die Hauptsache, das kann man unbedingt sagen, wird stets die Volksbelehrung über richtige Pflege und Ernährung des Säuglings bleiben,
und innerhalb dieser sozialen Arbeiten wieder besonders die Pro-
paganda für die natürliche Ernährung. Beweise für die großen
Vorzüge des Stillens sind im Vorangehenden gegeben, und sie
lassen sich in mancher Beziehung ergänzen, z. B. bei paralleler
Minderung der Säuglingssterblichkeit und Erhöhung des Still-
werts in einzelnen ländlichen Gegenden, in denen es an anderen
mitwirkenden Komponenten fehlt. Es sei auch noch erwähnt,
daß nach Roese[1]) über ein Jahr gestillte Heerespflichtige 47,9%,

---

[1]) Zitiert bei v. Vogl, Seite 28.

nicht gestillte dagegen nur 31,1% taugliche Heerespflichtige liefern. Eigentlich sollte es aber eines Beweises dafür, daß das von der Natur Geschaffene das Richtige ist, nicht bedürfen.

Die bisherigen Stillstatistiken sind übrigens in einer großen Anzahl von minderem Wert. Als „gestillte Kinder" werden oft solche gerechnet, die nur ganz wenige Wochen an der Mutterbrust gelegen haben. Ist auch diese kurze Zeit gewiß von nicht zu unterschätzendem Werte, so muß doch dieses Kindermaterial aus den Zahlen der Gestillten ausscheiden, wenn es sich darum handelt, die Erfolge der natürlichen und künstlichen Ernährung gegenüberzustellen. Aus einem kleinen Zahlenmaterial hat die Entwicklung überrascht, daß von den nun für die Aufnahme in die Schule körperlich untersuchten und für minderwertig befundenen Kindern die Hälfte Flaschen-, die Hälfte Brustkinder war. Wäre es möglich gewesen, die reinen Flaschenkinder den wirklichen Brustkindern, d. i. solchen mit wenigstens 6 Monaten Stillzeit gegenüberzustellen, wäre die Berechnung sicher eine andere geworden.

Infolge des unleugbar höchsten Nutzen des Stillens ist jede vernünftige Maßregel zu dessen Verbreitung gerechtfertigt, nicht nur die Belehrung und Anleitung, sondern auch die Gewährung von Stillzuschüssen. Die Form solcher Gabe muß sich nach den örtlichen Verhältnissen richten, die verlangen können, daß man in natura oder in Geld, für versäumte Zeit oder langen Weg u. dgl. gibt. Übrigens zahlen bereits 151 Kommunen Stillbeihilfen, die außer den gewährten Naturalien zurzeit annähernd 200 000 M. jährlich betragen. Wünschenswert erscheint auch, daß eine größere Anzahl von Gemeinden Mittel für Erfolgsstatistiken bereitstellt; Vorschläge für ein praktisches und billiges Ermittelungsverfahren liegen bereits vor.

Das Nähren ist in Deutschland fast überall, teils stärker, teils weniger zurückgegangen, so daß eine Stillpropaganda überall angebracht ist. Dafür, daß sie Erfolge haben kann, liegen bereits Beweise vor. Im übrigen bedarf es aber bei jedem Vorgehen einer genauen Prüfung der örtlichen Verhältnisse zur Vermeidung des Schematisierens. Die Verschiedenheit des zu beackernden Gebiets ist oft außerordentlich groß, die Komponenten sind recht ungleichartig. In dieser Beziehung ist in letzter Zeit ein gutes Stück aufklärende Arbeit insofern geleistet, als auf Vorschlag des

Kaiserin-Auguste-Victoria-Hauses zur Bekämpfung der Säuglingssterblichkeit im deutschen Reiche des preußischen Medizinalministeriums sämtliche Kreisärzte zur Ermittelung der lokalen Ursachen der Säuglingssterblichkeit und zum Bericht aufgefordert hat. Das kürzlich eingegangene umfangreiche Material ist dem genannten Institut zur Bearbeitung übergeben worden. Es sei hierbei bemerkt, daß das bisherige statistische Material über die Todesfälle und deren Ursachen eine entschieden höhere Bedeutung hätte, wenn es auf Grund einer ausnahmslosen Leichenschau gewonnen wäre.

Für die Beurteilung der Sterbeziffer sind u. a. die örtlichen hygienischen Maßregeln von Bedeutung, z. B. ist eine Ortschaft ohne Säuglingsheim ganz anders zu bewerten als Charlottenburg, das rund 400 Säuglingsbetten besitzt, zu denen noch 455 Tagesbetten hinzutreten. Die Heime und Fürsorgeinstitute sind überhaupt sehr unregelmäßig verteilt. Im ganzen bestehen zurzeit in 85 Orten 135 Säuglingsheime und Kinderasyle, in 31 Städten 42 Säuglingskrankenhäuser und Kliniken. 300 Fürsorgestellen verteilen sich auf 210 Kommunen, endlich sind 110 Milchküchen in 75 und 234 Krippen in 150 Ortschaften vorhanden.

Das sorgsame Studium der örtlichen Ursachen der Mortalität und ebenso der Morbidität der Säuglinge ist die unentbehrliche Grundlage, deren Kenntnis zur richtigen Auswahl der passenden Maßnahmen führen muß.

Über eine Prüfungsmethode der Erfolge haben Tugendreich und Landsberg auf dem 3. internationalen Kongreß für Säuglingsschutz eingehende Ausführungen gemacht[1]). Etwas vollkommen die Fürsorgeerfolge Darstellendes kann leider nicht in exakter Weise gegeben werden. Die Fürsorge will ja nicht nur die Sterbeziffer drücken, sondern auch die Morbidität herabsetzen, möglichst viele Gesundheitsschädigungen ausschließen. Letzteres statistisch zu belegen, ist wohl kaum möglich. Es kann, wenigstens vorläufig, nur die Sterbeziffer in ihrer Veränderung herangezogen werden. Das kann in zweifacher Weise geschehen. Entweder man berechnet, wie unter dem Einfluß der Fürsorge die Sterblichkeit der gesamten Säuglinge in einem Ort heruntergeht. Dann hat man aber den Übelstand zu verzeichnen, daß

---

[1]) Kongreßbericht Seite 1151 ff. und 1163 ff.

diejenigen Kinder in die Berechnung mit einbezogen werden, die nicht unter Fürsorge stehen. Da der Prozentsatz der letzteren in den einzelnen Orten ein außerordentlich verschiedener ist, erlaubt z. B. diese Methode auch unter sonst gleichen Verhältnissen keinen Ausgleich mit anderen Orten. Der andere Weg ist, die Sterblichkeitsunterschiede nur innerhalb der Fürsorgetätigkeit festzustellen und dann entsprechende Vergleiche zu ziehen. Man kann hier entweder die direkt behandelten Ortsteile mit ihren Zahlen heranziehen oder die Sterblichkeit der tatsächlich in Fürsorge befindlichen Kinder feststellen und sie der allgemeinen oder derjenigen Sterblichkeit gegenüberstellen, die alle nicht unter Fürsorge stehenden Kinder betrifft. Hierbei ist noch zu empfehlen, die Kinder der höheren Zensiten, etwa von über 1300 M. Einkommen an, bei der Berechnung auszuschalten, damit versorgte und nicht versorgte Kinder aus ähnlichem Milieu gegenübergestellt werden können. Dies „spezielle" Verfahren bietet auch noch die Möglichkeit, eine Reihe von anderen Erfolgsbeobachtungen zu machen.

Nach einem kürzlich von Professor Langstein, dem Direktor des Kaiserin-Auguste-Victoria-Hauses an das Kaiserliche Gesundheitsamt erstatteten Berichte kann man durch beide Methoden Erfolge feststellen; mit der allgemeinen (indirekten) dann, wenn die Fürsorge den größten Teil der Säuglinge beherrscht. Es ist gewiß nicht zu bestreiten, daß es beweisend ist, wenn die Einführung einer neuen Fürsorgemaßregel bald die Sterblichkeitskurve sinken läßt, und es spricht Bände, wenn von 2518 Kindern, die in den heißen Monaten Juli—September 1911 durch die Charlottenburger Fürsorgestellen gingen, nur 66, davon nur 30 an Ernährungsstörungen starben. Für Hamburg führt Langstein an, daß die Sterblichkeit der von der Stadt in Familienpflege gegebenen Säuglinge 1901 17,3% und vom Jahre 1907—1909 nur 1,85% betragen hat. Die Säuglingsstation des dortigen Waisenhauses hatte 1904 noch eine Sterblichkeit von 27,5%, die 1910 nur 13,3% betrug, übrigens inzwischen auch schon niedriger war. Man sieht hier die Erfolge der geschlossenen und der kontrollierten Familienpflege (Haltefrauen). An einzelnen Orten ist im heißen Jahre 1911 der Sommergipfel nur bei ehelichen Säuglingen erhöht, da die unehelichen durch die Armenverwaltung in sachgemäßer Pflege waren. Von 1000 Waisenzöglingen in Berlin überlebten in der Periode 1896—1900 nur 249 das erste Lebensjahr; 1902 dagegen 644, und 1904 ist die Zahl der in Pflege verstorbenen Kinder unter 1 Jahr nur 1,7% gewesen.

Diese Zahlen ließen sich noch beträchtlich vermehren. Es
darf aber auch ohne weiteres Material gesagt werden, daß die
Möglichkeit rationeller und erfolgreicher Fürsorge unbedingt bewiesen ist und daß sich demgemäß die deutsche Arbeit auf diesem Gebietin der richtigen Entwicklung, wenn auch erst in deren
Anfang befindet. Wir erblicken in solcher Säuglings-, Kleinkinder- und Mutterfürsorge die wichtigste Grundlage für die Erhaltung und Kräftigung des deutschen Volkes und seiner Gesundheit, und es ist erfreulich festzustellen, daß die Überzeugung von
der Notwendigkeit solcher Arbeit zwar langsam, aber stetig in
weitere Kreise dringt. Zu ihrer Verbreitung wird die Tätigkeit
des von der deutschen Kaiserin begründeten deutschen Zentralinstituts, des Kaiserin-Auguste-Victoria-Hauses zur Bekämpfung
der Säuglingssterblichkeit, das wissenschaftlich forschend und
sozial belehrend wirkt, wird der Meinungsaustausch in der deutschen Vereinigung für Säuglingsschutz und auf den von ihr geleiteten Kongressen, die stetige Arbeit in den ihr angeschlossenen
Landes- und Ortszentralen nicht wenig betragen. Es ist aufrichtig zu hoffen, daß die noch rückständigen Teile Deutschlands sich
der großen Organisation anschließen.

Die Erfolge werden nicht ausbleiben, sie werden sich nicht nur
im Rückgang der Sterblichkeit, sondern auch in der Hebung des
Durchschnitts der Konstitution zeigen. Sollte hierzu noch eine
Wandlung in der allergefährlichsten Abrüstung, dem Geburtenrückgange treten, dann darf man in bezug auf ein gesundes und
zahlreiches deutsches Volk getrost in die Zukunft blicken.

Literatur-Verzeichnis.

Baum, Marie: Beitrag zur Frage der Beziehungen zwischen Kinderzahl und Kindersterblichkeit. Medizinische Reform, Jahrgang 18, Nr. 21.

Behla, Robert: Die Gesamt- und die Säuglingssterblichkeit während des Hitzevierteljahres 1911. Berliner klinische Wochenschrift Nr. 11 de 1912 Aug. Hirschwald, Berlin.

Brentano, Lujo: Die Malthussche Lehre und die Bevölkerungsbewegung der letzten Dezennien. Verlag der Kgl. Bayr. Akademie, München, 1909.

Bornträger, G.: Der Geburtenrückgang in Deutschland usw., Richard Schoetz, Berlin 1912.

Bruno, J.: Die Mutterschaftsversicherung und ihre Bedeutung für die Säuglingsfürsorge, Richard Schoetz, Berlin 1912.

Bericht über den 3. internationalen Kongreß für Säuglingsschutz in Berlin, Georg Stilke, Berlin 1912.

Dietrich, E.: Hygiene des frühen Kindesalters usw., Zeitschrift des Preuß. Medizinalbeamten-Vereins, Festschrift.

Die jugendlichen Arbeiter in Deutschland, Verhandlungen der 5. Generalversammlung der Gesellschaft für soziale Reform, Jena, Gustav Fischer, 1911.

Fahlbek, Pontus E.: Der Adel Schwedens, Jena 1903.

Friedjung, Joseph K.: Die Pathologie des einzigen Kindes, Wiener med. Wochenschrift, Wien, Moritz Perles.

Fürth, Henriette: Mutterschutz und Mutterschaftsversicherung, Mannheim, G. Bensheimer, 1907.

Gottstein, Adolf: Beeinflussung von Volksseuchen durch die Therapie usw., Halbmonatsschrift für soziale Hygiene 1911.

Groth, Alfred und Hahn, Martin: Die Säuglingsverhältnisse in Bayern, Zeitschrift des Kgl. Bayer. Stat. Landesamts, Jahrgang 1910, Nr. 1, München, Lindanersche Buchhandlung.

v. Gruber, M. und Rüdin, E.: Fortpflanzung, Vererbung, Rassenhygiene, München, I. J. Lehmann.

Hahn, Martin: Über die Beziehungen zwischen Säuglingssterblichkeit, Säuglingsernährung und Militärtauglichkeit, München, Med. Wochenschrift Nr. 11 de 1908, J. F. Lehmann, München.

Hesse, R.: Eine kommunale Mutterschaftskasse und Säuglingsfürsorge, Zeitschrift für Säuglingsfürsorge Nr. 3 de 1911, Leipzig, J. A. Barth.

Kleine, W.: Der Verfall der Adelsgeschlechter, Leipzig 1879.

Kruse: Was lehren uns die letzten Jahrzehnte und der heiße Sommer 1911 über die Säuglingssterblichkeit und ihre Bekämpfung? Zentralblatt für allg. Gesundheitspflege, 31. Jahrgang.

Langstein, Leo: Die Mitarbeit des Arztes an der Säuglings- und Jugend-
fürsorge, Leipzig 1910.
— Wie ist die Bevölkerung über Säuglingspflege und Säuglingsernährung
zu belehren? Julius Springer, Berlin 1911.
Maier, Hans W.: Die nordamerikanischen Gesetze gegen die Vererbung
von Verbrechen und Geistesstörung usw. und Oberholzer, Ernst,
Kastration und Sterilisation in der Schweiz, Carl Marhold, Halle a. S.
1911.
Mombert, Paul: Studien zur Bevölkerungsbewegung in Deutschland.
Neter, Eugen: Das einzige Kind und seine Erziehung, Otto Gmelin,
München.
— Elternbriefe über Kinderpflege und Erziehung.
Oldenberg, K.: Über den Rückgang der Geburten- und Sterbeziffer,
Archiv für Sozialwissenschaft und Sozialpolitik, Mohr, Tübingen 1911.
Rietschel, Hans: Sommerhitze, Wohnungstemperatur und Säuglings-
sterblichkeit, Zeitschrift für Kinderheilkunde, Band 1, Heft 5/6, Julius
Springer, Berlin 1911.
v. Vogl: Die Sterblichkeit der Säuglinge usw., München 1909, J. F. Leh-
mann.
Wolf, Julius: Der Geburtenrückgang, Die Rationalisierung des Geschlechts-
lebens unserer Zeit, Gustav Fischer, Jena 1911.
Wagner, Adolf: Agrar- und Industriestaat, Jena 1902.
Zeitschrift für Säuglingsschutz, Jahrgang 1—4, Georg Stilke, Berlin.